# 急诊与战伤
# 处置工作手册

主 编 尹 文 黄 杨 王玉同

人民卫生出版社

图书在版编目（CIP）数据

急诊与战伤处置工作手册 / 尹文，黄杨，王玉同主编. —北京：人民卫生出版社，2020

ISBN 978-7-117-29546-8

Ⅰ. ①急… Ⅱ. ①尹… ②黄… ③王… Ⅲ. ①损伤－急诊－军事医学－手册 Ⅳ. ①R826.1-62

中国版本图书馆 CIP 数据核字（2020）第 023134 号

| 人卫智网 www.ipmph.com | 医学教育、学术、考试、健康，购书智慧智能综合服务平台 |
| --- | --- |
| 人卫官网 www.pmph.com | 人卫官方资讯发布平台 |

**急诊与战伤处置工作手册**

主　　编：尹　文　黄　杨　王玉同
出版发行：人民卫生出版社（中继线 010-59780011）
地　　址：北京市朝阳区潘家园南里 19 号
邮　　编：100021
E - mail：pmph @ pmph.com
购书热线：010-59787592　010-59787584　010-65264830
印　　刷：人卫印务（北京）有限公司
经　　销：新华书店
开　　本：787 × 1092　1/16　印张：9
字　　数：219 千字
版　　次：2020 年 6 月第 1 版　2020 年 6 月第 1 版第 1 次印刷
标准书号：ISBN 978-7-117-29546-8
定　　价：35.00 元
打击盗版举报电话：010-59787491　E-mail：WQ @ pmph.com
质量问题联系电话：010-59787234　E-mail：zhiliang @ pmph.com

# 《急诊与战伤处置工作手册》
## 编写委员会

**主　编：** 尹　文　黄　杨　王玉同

**副主编：** 赵　威　李俊杰　虎晓岷　王彦军　赵　鹏

**编　者**（按姓氏笔画排序）：

于超平　马　妮　王　莉　王　蕾　王仙琦　王倩梅
艾美梅　史小飞　冯　婷　冯筑生　朱朝娟　刘　健
刘传明　刘善收　闫柄文　关玉东　孙应辉　李　培
李小亮　李平方　杨　婧　杨昌伟　肖　扬　吴　林
张　雄　张　斌　张　莉　张松涛　张玲琴　张俊杰
张锦鑫　张燕群　陈　科　陈赵乐　陈继军　范颖楠
周尚珣　单尼奇　赵新春　郝　璐　胡珊博　袁　莹
贾文元　徐云云　高　蕊　唐海峰　姬　伟　曹梦远
龚　阳　梁晓丽　程云会　鲁传豪　曾　雪　谢建刚
雷　磊　熊　建　樊菲菲　瞿丽娟

# 前　言

　　急诊医学作为国际公认的独立学科已20余年，是一门与其他学科具有交叉和渗透的新兴专业。急诊科作为一个跨多学科专业的临床科室，主要担负着急诊就诊的各类患者的分诊和急危重症患者的紧急处置。急诊工作具有病情危重、紧急、复杂、涉及面广、潜在危险多、医疗处理与社会问题交织等多重特点。时值军改特殊时期，军队医院急诊科同时还在军卫培训、驻训考核、战场救护、抗震救灾等军事任务中扮演着重要角色。这就要求急诊科工作人员也要熟练掌握战救六大技术，以及常见战伤的处置原则，以备战/训自救互救和军民结合的战伤救治工作，减少军队伤残减员。总之，如何协调平时急诊工作与战时急救需求，充分利用有限的急救资源，迅速、准确、有效地将平时和战时的急诊急救处置有机结合起来，提升时效救治能力，做到立足备战、着眼平时、服务军队、造福人民，正是军队医院急诊工作亟待解决的关键问题。

　　结合我校我院实际情况，归纳总结多年来临床工作和管理经验，并参考《战伤救治规则（2019）（试行版）》《战伤时效救治（2019）（试行版）》，以及各种急病救治的最新指南和著作，编撰成这本《急诊与战伤处置工作手册》。该手册汇总归纳了平战结合的45种急诊科常见急症的医疗急救处置行为，11种常见急诊创伤的诊断标准、急救原则和处置方法，14种常见急性中毒与理化损伤的评估分类与处理流程，19种常用急诊急救技术的相关仪器介绍和操作步骤，战伤急救八大技术，以及急诊各种常用评分标准。

　　该手册主要采用线条流程图的形式，由于空间限制，用词用语也多简化，但不碍急诊医生阅读，该手册力求简明扼要、尽量准确地规范急诊科临床处置程序和方法，充分体现急诊科"救人治病"的临床思维，为急诊医师提供较完善的理论指导和实践操作依据。

　　该手册从准备到编写受到了校院领导的关心和支持，并得到广大急诊前辈和同仁的指导，在此表示由衷的感谢！

　　由于水平和时间所限，该手册难免存在不足，敬请读者不吝指正，让我们共同完善以取得不断进步。

　　该手册仅作为急诊及战救专业医师临床医疗活动指导和建议，不具备法律效应。

**尹　文**

2020年5月

# 目　录

# 第一章　常见急症与疾病处置流程

## 第一节　心跳呼吸停止急诊处置流程

根据《美国心脏协会基本生命支持课程》(2015版)制定

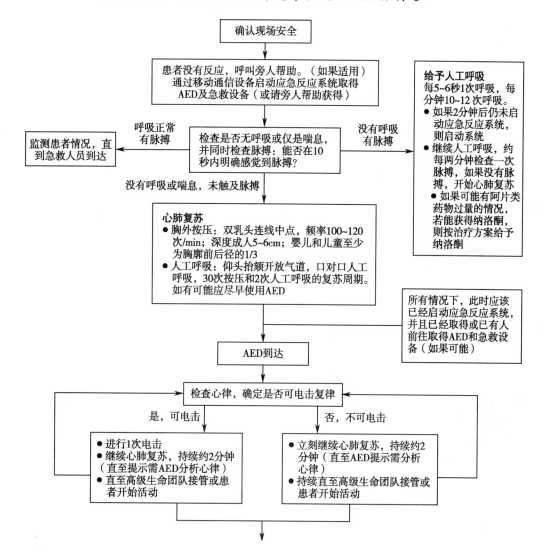

确认现场安全

患者没有反应,呼叫旁人帮助。(如果适用)通过移动通信设备启动应急反应系统取得AED及急救设备(或请旁人帮助获得)

**给予人工呼吸**
每5~6秒1次呼吸,每分钟10~12次呼吸
- 如果2分钟后仍未启动应急反应系统,则启动系统
- 继续人工呼吸,约每两分钟检查一次脉搏,如果没有脉搏,开始心肺复苏
- 如果可能有阿片类药物过量的情况,若能获得纳洛酮,则按治疗方案给予纳洛酮

呼吸正常有脉搏

监测患者情况,直到急救人员到达

检查是否无呼吸或仅是喘息,并同时检查脉搏:能否在10秒内明确感觉到脉搏?

没有呼吸有脉搏

没有呼吸或喘息,未触及脉搏

**心肺复苏**
- 胸外按压:双乳头连线中点,频率100~120次/min;深度成人5~6cm;婴儿和儿童至少为胸廓前后径的1/3
- 人工呼吸:仰头抬颏开放气道,口对口人工呼吸,30次按压和2次人工呼吸的复苏周期。如有可能应尽早使用AED

所有情况下,此时应该已经启动应急反应系统,并且已经取得或已有人前往取得AED和急救设备(如果可能)

AED到达

检查心律,确定是否可电击复律

是,可电击

- 进行1次电击
- 继续心肺复苏,持续约2分钟(直至提示需AED分析心律)
- 直至高级生命团队接管或患者开始活动

否,不可电击

- 立刻继续心肺复苏,持续约2分钟(直至AED提示需分析心律)
- 持续直至高级生命团队接管或患者开始活动

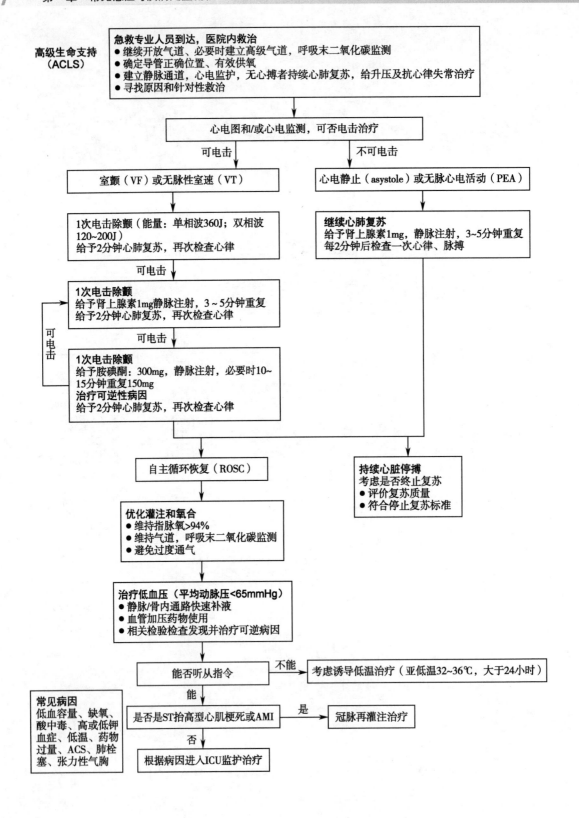

**高级生命支持（ACLS）**

急救专业人员到达，医院内救治
- 继续开放气道、必要时建立高级气道，呼吸末二氧化碳监测
- 确定导管正确位置、有效供氧
- 建立静脉通道，心电监护，无心搏者持续心肺复苏，给升压及抗心律失常治疗
- 寻找原因和针对性救治

心电图和/或心电监测，可否电击治疗

可电击 ─── 不可电击

室颤（VF）或无脉性室速（VT）

心电静止（asystole）或无脉心电活动（PEA）

1次电击除颤（能量：单相波360J；双相波120~200J）
给予2分钟心肺复苏，再次检查心律

**继续心肺复苏**
给予肾上腺素1mg，静脉注射，3~5分钟重复
每2分钟后检查一次心律、脉搏

可电击

**1次电击除颤**
给予肾上腺素1mg静脉注射，3~5分钟重复
给予2分钟心肺复苏，再次检查心律

可电击

**1次电击除颤**
给予胺碘酮：300mg，静脉注射，必要时10~15分钟重复150mg
**治疗可逆性病因**
给予2分钟心肺复苏，再次检查心律

自主循环恢复（ROSC）

**持续心脏停搏**
考虑是否终止复苏
- 评价复苏质量
- 符合停止复苏标准

**优化灌注和氧合**
- 维持指脉氧>94%
- 维持气道，呼吸末二氧化碳监测
- 避免过度通气

**治疗低血压（平均动脉压<65mmHg）**
- 静脉/骨内通路快速补液
- 血管加压药物使用
- 相关检验检查发现并治疗可逆病因

能否听从指令 ── 不能 ── 考虑诱导低温治疗（亚低温32~36℃，大于24小时）

能

**常见病因**
低血容量、缺氧、酸中毒、高或低钾血症、低温、药物过量、ACS、肺栓塞、张力性气胸

是否是ST抬高型心肌梗死或AMI ── 是 ── 冠脉再灌注治疗

否

根据病因进入ICU监护治疗

# 第二节 晕厥急诊处置流程

根据《急诊医学》(第2版)制定

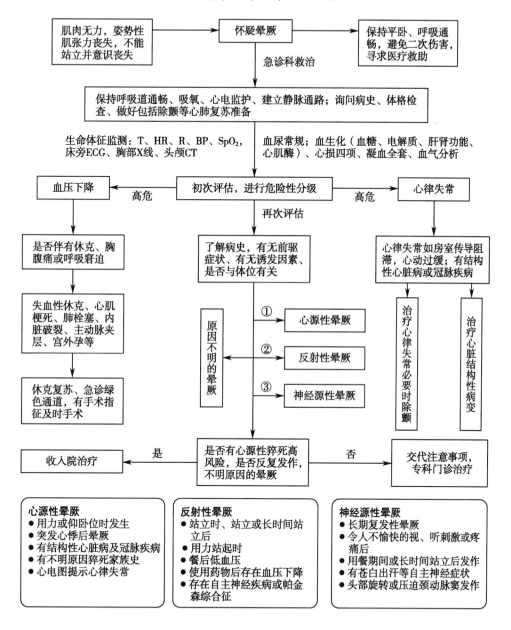

**心源性晕厥**
- 用力或仰卧位时发生
- 突发心悸后晕厥
- 有结构性心脏病及冠脉疾病
- 有不明原因猝死家族史
- 心电图提示心律失常

**反射性晕厥**
- 站立时、站立或长时间站立后
- 用力站起时
- 餐后低血压
- 使用药物后存在血压下降
- 存在自主神经疾病或帕金森综合征

**神经源性晕厥**
- 长期复发性晕厥
- 令人不愉快的视、听刺激或疼痛后
- 用餐期间或长时间站立后发作
- 有苍白出汗等自主神经症状
- 头部旋转或压迫颈动脉窦发作

# 第三节 抽搐急诊处置流程

根据《急诊与灾难医学》(第3版)制定

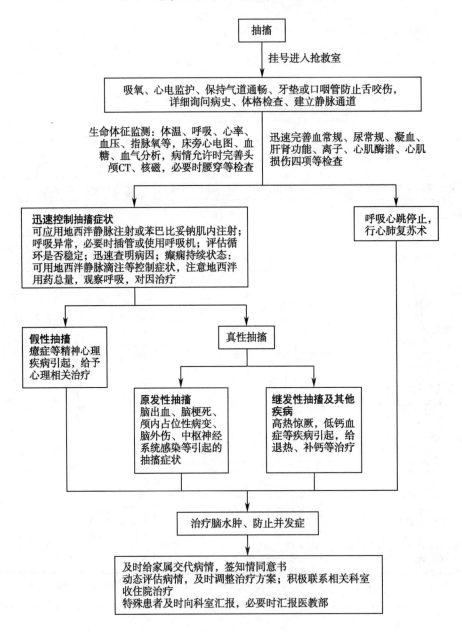

治疗脑水肿、防止并发症

及时给家属交代病情,签知情同意书
动态评估病情,及时调整治疗方案;积极联系相关科室
收住院治疗
特殊患者及时向科室汇报,必要时汇报医教部

## 第四节　昏迷急诊处置流程

根据《急诊与灾难医学》(第3版)制定

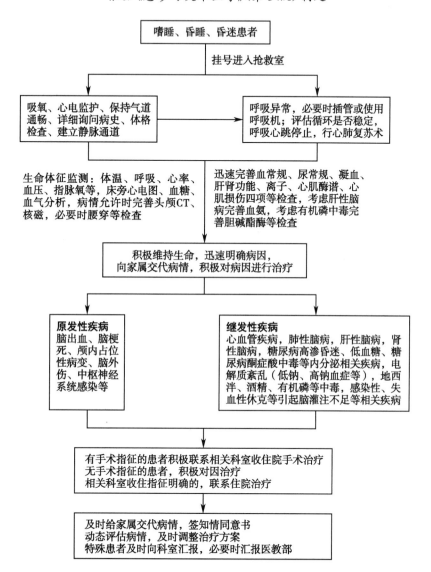

# 第五节 咯血急诊处置流程

根据《急诊医学》（第2版）制定

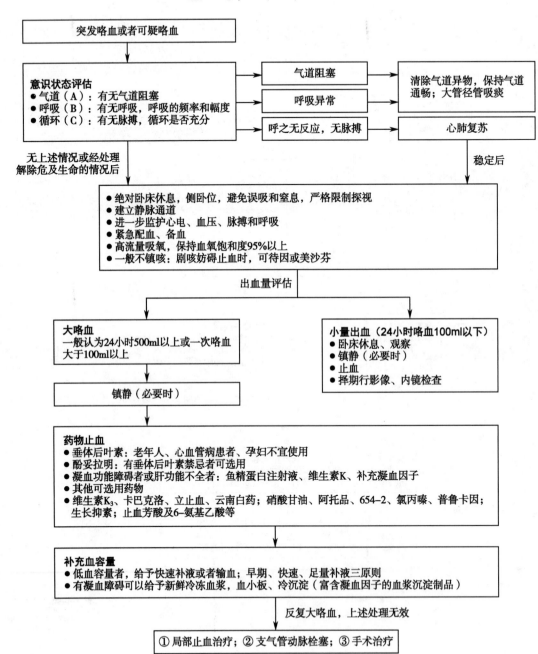

突发咯血或者可疑咯血

意识状态评估
● 气道（A）：有无气道阻塞
● 呼吸（B）：有无呼吸，呼吸的频率和幅度
● 循环（C）：有无脉搏，循环是否充分

气道阻塞
呼吸异常
清除气道异物，保持气道通畅；大管径管吸痰

呼之无反应，无脉搏
心肺复苏

无上述情况或经处理解除危及生命的情况后

稳定后

● 绝对卧床休息，侧卧位，避免误吸和窒息，严格限制探视
● 建立静脉通道
● 进一步监护心电、血压、脉搏和呼吸
● 紧急配血、备血
● 高流量吸氧，保持血氧饱和度95%以上
● 一般不镇咳：剧咳妨碍止血时，可待因或美沙芬

出血量评估

大咯血
一般认为24小时500ml以上或一次咯血大于100ml以上

小量出血（24小时咯血100ml以下）
● 卧床休息、观察
● 镇静（必要时）
● 止血
● 择期行影像、内镜检查

镇静（必要时）

药物止血
● 垂体后叶素：老年人、心血管病患者、孕妇不宜使用
● 酚妥拉明：有垂体后叶素禁忌者可选用
● 凝血功能障碍者或肝功能不全者：鱼精蛋白注射液、维生素K、补充凝血因子
● 其他可选用药物
● 维生素K₃、卡巴克洛、立止血、云南白药；硝酸甘油、阿托品、654-2、氯丙嗪、普鲁卡因；生长抑素；止血芳酸及6-氨基乙酸等

补充血容量
● 低血容量者，给予快速补液或者输血；早期、快速、足量补液三原则
● 有凝血障碍可以给予新鲜冷冻血浆，血小板、冷沉淀（富含凝血因子的血浆沉淀制品）

反复大咯血，上述处理无效

①局部止血治疗；②支气管动脉栓塞；③手术治疗

# 第六节　呼吸困难急诊处置流程

根据《急诊医学》(第2版)制定

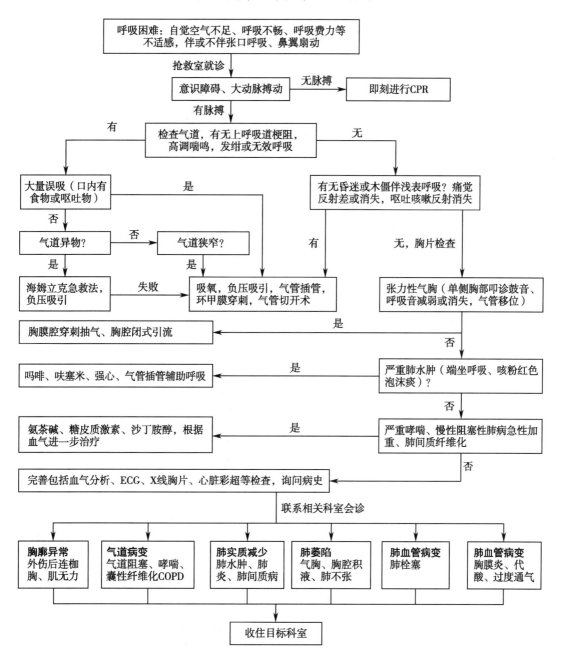

## 第七节　胸痛急诊处置流程

根据《急诊医学》(第2版)制定

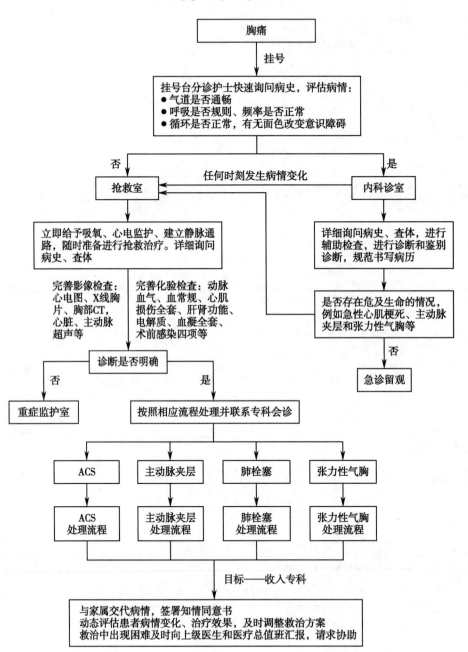

# 第八节 腹痛急诊处置流程

根据《急腹症初级治疗实践指南》（日本腹部急诊医学协会，2015年）制定

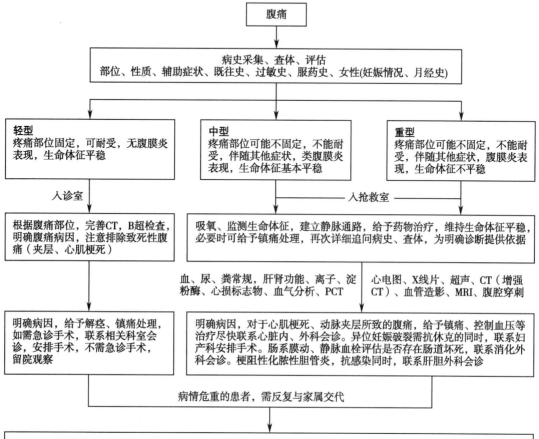

- PCT在评估急性非穿孔阑尾炎的严重程度上并不比WBC和CRP敏感，但对阑尾穿孔或脓肿形成的诊断具有价值，在评估急性胰腺炎和腹膜炎急腹症的严重程度上具有更大的价值
- 血气分析可用于对休克与肠道缺血的辅助诊断，在高度可疑的病例中经常行血气分析检查。尿液定性分析有助于尿路结石、尿路感染、酮症酸中毒的诊断
- 尿液化验：HCG有助于妊娠的诊断，尿胆色素原有助于急性卟啉症的诊断

- X线：腹部平片对诊断肠梗阻、穿孔、身体异物有意义
- 超声：推荐超声作为急腹症的筛查试验，强烈建议用于可疑腹部动脉瘤破裂或急性胆囊炎。超声检查有助于急性阑尾炎、胆道疾病、尿路病及妇产科疾病的诊断。它可用于消化道穿孔、急性胰腺炎、腹腔脓肿、肠系膜动脉闭塞、肠梗阻的诊断，还可用于腹水、腹腔积血、下腔静脉容量的评估
- CT：如果超声已明确诊断，不推荐再行CT检查。盆腔疾病超声探查困难，应首先选择腹部CT（平扫+增强）。怀疑胃肠道穿孔患者推荐腹部CT检查。当超声结果无法明确诊断时，可考虑施行CT；当患者病情极度严重，可直接施行CT
- MRI：MRI对诊断的用处尚未明确，但对肝胆疾病及妇科疾病如盆腔炎、宫外孕、卵巢扭转、卵巢出血，有较好的诊断价值。孕妇如超声无法明确诊断的可考虑予MRI明确

- 确认患者生命体征及气道（airway，A），呼吸（breathing，B），循环（circulation，C），意识（consciousness），ABC稳定作为首要目标，如已知病因需立即针对病因治疗，如果根治有挑战，则实施紧急治疗，必要时考虑转院
- 生命体征稳定后急诊手术的考需基于疾病史与腹部发现。此外，化验检查和影像学检查有助于判断临床情况（出血、脏器缺血、腹膜炎，急性炎症）是否需要紧急手术
- 腹腔感染确诊后应立即启动初步复苏。休克时应优先稳定循环血流动力学。晶体液例如林格氏液作为优先考虑。不推荐使用羟乙基淀粉，对需大量液体复苏或伴低蛋白血症患者可考虑输注白蛋白血红蛋白低于7~9g/dl应输注红细胞
- 关于抗感染治疗：当确诊或怀疑腹腔感染时，应及早予血培养及抗生素治疗。脓毒性休克时1小时内予抗生素治疗。需手术治疗时，术前针对手术部位预防感染
- 关于镇痛：无论腹痛原因，在诊断明确前推荐进行早期镇痛。非甾体类镇痛药指南作为首选镇痛药之一。推荐初始于1 000mg对乙酰氨基酚静脉注射。阿片类药物可降低疼痛程度，而不会影响体检结果。解痉止痛药可以作为镇痛的辅助治疗

# 第九节　肾绞痛急诊处置流程

根据《急诊与灾难医学》(第 3 版)制定

突发剧烈腰背痛，持续性或间歇性疼痛，疼痛向会阴部髂窝、阴囊处放射，伴有血尿、尿流中断、排尿困难

查体，如疼痛可耐受，可优先完善检查；不能耐受可给予解痉、镇痛后完善检查（尿液分析、超声检查、腹部平片，必要时静脉肾盂造影）

诊断明确后，给予解痉、镇痛处理，联系泌尿外科会诊，制定治疗方案（保守治疗，体外冲击波碎石，输尿管肾盂镜、经皮肾镜取石、开放性手术取石）

向家属告知病情及治疗方案

住院手术治疗或者择期门诊就诊

- 静脉肾盂造影可以进一步明确诊断阴性的尿路结石、鉴别钙化、盆腔静脉、肾脏解剖和功能
- 解痉药物：阿托品0.5mg 皮下注射；山莨菪碱10mg 静脉注射。镇痛：哌替啶50~100mg 肌内注射，曲马多注射液100mg肌内注射
- 注意是否存在因泌尿系结石导致肾功能损害、肾积水、积脓
- 多饮水，如有感染伴有膀胱刺激征，可选择给予喹诺酮类抗生素

# 第十节 低钠血症急诊处置流程

根据《急诊医学》(第2版)制定

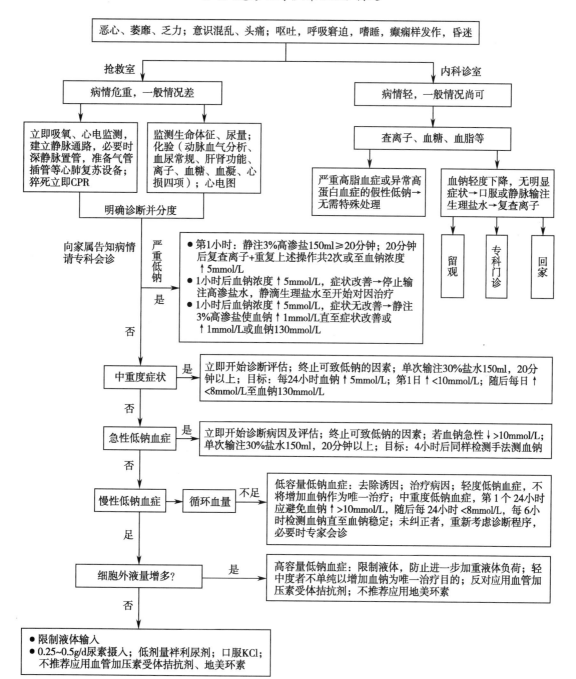

# 第十一节 高钠血症急诊处置流程

根据《急诊医学》(第2版)制定

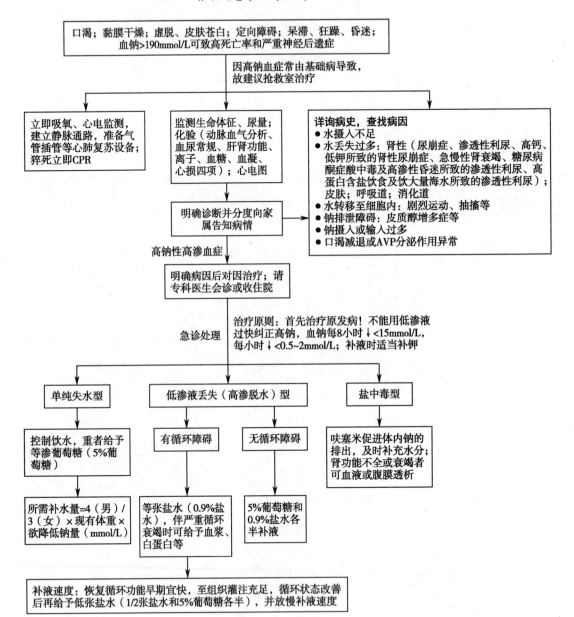

口渴;黏膜干燥;虚脱、皮肤苍白;定向障碍;呆滞、狂躁、昏迷;
血钠>190mmol/L可致高死亡率和严重神经后遗症

因高钠血症常由基础病导致,
故建议抢救室治疗

立即吸氧、心电监测,
建立静脉通路,准备气
管插管等心肺复苏设备;
猝死立即CPR

监测生命体征、尿量;
化验(动脉血气分析、
血尿常规、肝肾功能、
离子、血糖、血凝、
心损四项);心电图

**详询病史,查找病因**
● 水摄入不足
● 水丢失过多:肾性(尿崩症、渗透性利尿、高钙、
低钾所致的肾性尿崩症、急慢性肾衰竭、糖尿病
酮症酸中毒及高渗性昏迷所致的渗透性利尿、高
蛋白含盐饮食及饮大量海水所致的渗透性利尿);
皮肤;呼吸道;消化道
● 水转移至细胞内:剧烈运动、抽搐等
● 钠排泄障碍:皮质醇增多症等
● 钠摄入或输入过多
● 口渴减退或AVP分泌作用异常

明确诊断并分度向家
属告知病情

高钠性高渗血症

明确病因后对因治疗;请
专科医生会诊或收住院

急诊处理 治疗原则:首先治疗原发病!不能用低渗液
过快纠正高钠,血钠每8小时↓<15mmol/L,
每小时↓<0.5~2mmol/L;补液时适当补钾

单纯失水型

低渗液丢失(高渗脱水)型

盐中毒型

控制饮水,重者给予
等渗葡萄糖(5%葡
萄糖)

有循环障碍

无循环障碍

呋塞米促进体内钠的
排出,及时补充水分;
肾功能不全或衰竭者
可血液或腹膜透析

所需补水量=4(男)/
3(女)×现有体重×
欲降低钠量(mmol/L)

等张盐水(0.9%盐
水),伴严重循环
衰竭时可给予血浆、
白蛋白等

5%葡萄糖和
0.9%盐水各
半补液

补液速度:恢复循环功能早期宜快,至组织灌注充足,循环状态改善
后再给予低张盐水(1/2张盐水和5%葡萄糖各半),并放慢补液速度

# 第十二节 低钾血症急诊处置流程

*根据《急诊医学》（第2版）制定*

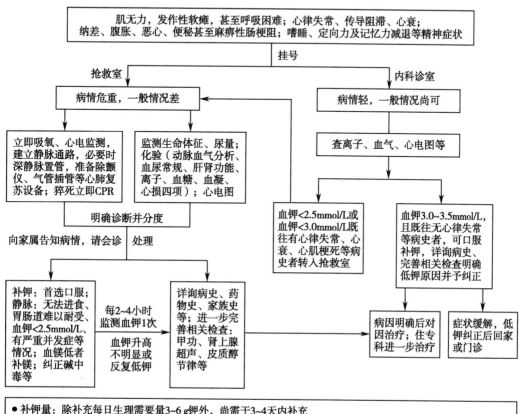

肌无力，发作性软瘫，甚至呼吸困难；心律失常、传导阻滞、心衰；
纳差、腹胀、恶心、便秘甚至麻痹性肠梗阻；嗜睡、定向力及记忆力减退等精神症状

挂号

**抢救室**

病情危重，一般情况差

立即吸氧、心电监测，建立静脉通路，必要时深静脉置管，准备除颤仪、气管插管等心肺复苏设备；猝死立即CPR

监测生命体征、尿量；化验（动脉血气分析、血尿常规、肝肾功能、离子、血糖、血凝、心损四项）；心电图

明确诊断并分度

向家属告知病情，请会诊 处理

补钾：首选口服；静脉：无法进食、胃肠道难以耐受、血钾<2.5mmol/L、有严重并发症等情况；血镁低者补镁；纠正碱中毒等

每2~4小时监测血钾1次

血钾升高不明显或反复低钾

详询病史、药物史、家族史等；进一步完善相关检查：甲功、肾上腺超声、皮质醇节律等

**内科诊室**

病情轻，一般情况尚可

查离子、血气、心电图等

血钾<2.5mmol/L或血钾<3.0mmol/L既往有心律失常、心衰、心肌梗死等病史者转入抢救室

血钾3.0~3.5mmol/L，且既往无心律失常等病史者，可口服补钾，详询病史、完善相关检查明确低钾原因并予纠正

病因明确后对因治疗；住专科进一步治疗

症状缓解，低钾纠正后回家或门诊

- 补钾量：除补充每日生理需要量3~6 g钾外，尚需于3~4天内补充
  轻度低钾：KCl 8g，中度低钾：KCl 24g；重度低钾：KCl 40g
- 补钾原则：静脉补钾安全浓度0.3%；速度不超过10~20mmol/L，每小时KCl极量3g
- 见尿补钾：用盐水配KCl
- 补钾目标：高血压，既往心梗、缺血性心肌病、充血性心衰、心律失常等，血钾目标值为4.5mmol/L

## 第十三节 高钾血症急诊处置流程

根据《急诊医学》(第2版)制定

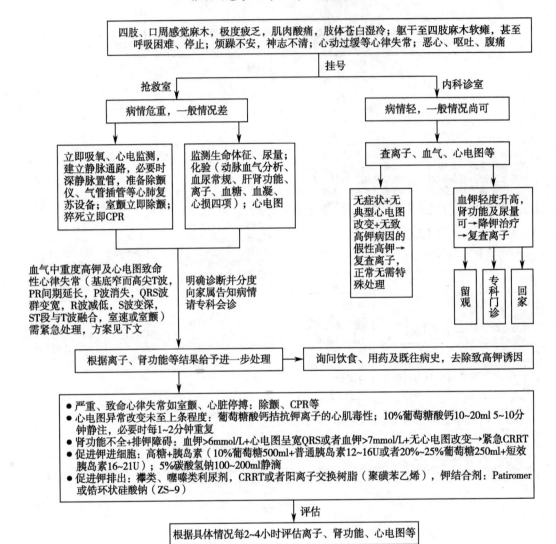

四肢、口周感觉麻木,极度疲乏,肌肉酸痛,肢体苍白湿冷;躯干至四肢麻木软瘫,甚至呼吸困难、停止;烦躁不安,神志不清;心动过缓等心律失常;恶心、呕吐、腹痛

挂号

抢救室 —— 内科诊室

病情危重,一般情况差 —— 病情轻,一般情况尚可

立即吸氧、心电监测,建立静脉通路,必要时深静脉置管,准备除颤仪、气管插管等心肺复苏设备;室颤立即除颤;猝死立即CPR

监测生命体征、尿量;化验(动脉血气分析、血尿常规、肝肾功能、离子、血糖、血凝、心损四项);心电图

查离子、血气、心电图等

无症状+无典型心电图改变+无致高钾病因的假性高钾→复查离子,正常无需特殊处理

血钾轻度升高,肾功能及尿量可→降钾治疗→复查离子

留观 专科门诊 回家

血气中重度高钾及心电图致命性心律失常(基底窄而高尖T波,PR间期延长,P波消失,QRS波群变宽,R波减低,S波变深,ST段与T波融合,室速或室颤)需紧急处理,方案见下文

明确诊断并分度向家属告知病情请专科会诊

根据离子、肾功能等结果给予进一步处理 —— 询问饮食、用药及既往病史,去除致高钾诱因

- 严重、致命心律失常如室颤、心脏停搏:除颤、CPR等
- 心电图异常改变未至上条程度:葡萄糖酸钙拮抗钾离子的心肌毒性;10%葡萄糖酸钙10~20ml 5~10分钟静注,必要时每1~2分钟重复
- 肾功能不全+排钾障碍:血钾>6mmol/L+心电图呈宽QRS或者血钾>7mmol/L+无心电图改变→紧急CRRT
- 促进钾进细胞:高糖+胰岛素(10%葡萄糖500ml+普通胰岛素12~16U或者20%~25%葡萄糖250ml+短效胰岛素16~21U);5%碳酸氢钠100~200ml静滴
- 促进钾排出:襻类、噻嗪类利尿剂,CRRT或者阳离子交换树脂(聚磺苯乙烯),钾结合剂:Patiromer或锆环状硅酸钠(ZS-9)

评估

根据具体情况每2~4小时评估离子、肾功能、心电图等

## 第十四节 呼吸衰竭急诊处置流程

根据《急诊医学》(第2版)制定

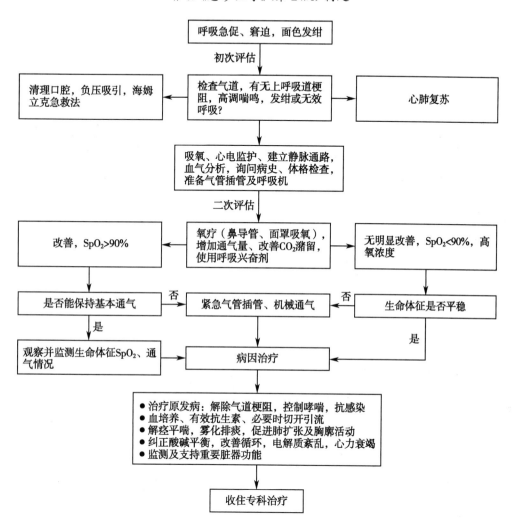

呼吸急促、窘迫，面色发绀

初次评估

清理口腔，负压吸引，海姆立克急救法 ← 检查气道，有无上呼吸道梗阻，高调喘鸣，发绀或无效呼吸？ → 心肺复苏

吸氧、心电监护、建立静脉通路，血气分析，询问病史、体格检查，准备气管插管及呼吸机

二次评估

改善，$SpO_2 > 90\%$

氧疗（鼻导管、面罩吸氧），增加通气量、改善$CO_2$潴留，使用呼吸兴奋剂

无明显改善，$SpO_2 < 90\%$，高氧浓度

是否能保持基本通气 —否→ 紧急气管插管、机械通气 ←否— 生命体征是否平稳

是

观察并监测生命体征$SpO_2$、通气情况

病因治疗

是

- 治疗原发病：解除气道梗阻，控制哮喘，抗感染
- 血培养、有效抗生素、必要时切开引流
- 解痉平喘，雾化排痰，促进肺扩张及胸廓活动
- 纠正酸碱平衡，改善循环，电解质紊乱，心力衰竭
- 监测及支持重要脏器功能

收住专科治疗

# 第十五节　急性心力衰竭急诊处置流程

根据《急性心力衰竭诊断治疗指南》(2018年)制定

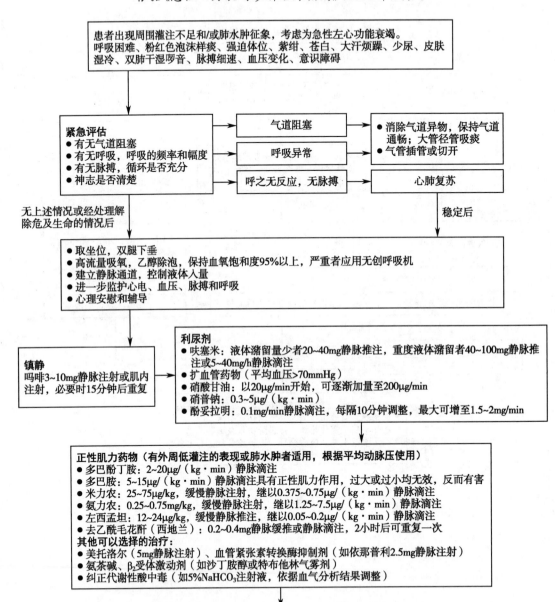

患者出现周围灌注不足和/或肺水肿征象，考虑为急性左心功能衰竭。
呼吸困难、粉红色泡沫样痰、强迫体位、紫绀、苍白、大汗烦躁、少尿、皮肤湿冷、双肺干湿啰音、脉搏细速、血压变化、意识障碍

**紧急评估**
- 有无气道阻塞
- 有无呼吸，呼吸的频率和幅度
- 有无脉搏，循环是否充分
- 神志是否清楚

气道阻塞 → 
- 消除气道异物，保持气道通畅；大管径管吸痰
- 气管插管或切开

呼吸异常 →

呼之无反应，无脉搏 → 心肺复苏

无上述情况或经处理解除危及生命的情况后

稳定后

- 取坐位，双腿下垂
- 高流量吸氧，乙醇除泡，保持血氧饱和度95%以上，严重者应用无创呼吸机
- 建立静脉通道，控制液体入量
- 进一步监护心电、血压、脉搏和呼吸
- 心理安慰和辅导

**镇静**
吗啡3~10mg静脉注射或肌内注射，必要时15分钟后重复

**利尿剂**
- 呋塞米：液体潴留量少者20~40mg静脉推注，重度液体潴留者40~100mg静脉推注或5~40mg/h静脉滴注
- 扩血管药物（平均血压>70mmHg）
- 硝酸甘油：以20μg/min开始，可逐渐加量至200μg/min
- 硝普钠：0.3~5μg/（kg·min）
- 酚妥拉明：0.1mg/min静脉滴注，每隔10分钟调整，最大可增至1.5~2mg/min

**正性肌力药物（有外周低灌注的表现或肺水肿者适用，根据平均动脉压使用）**
- 多巴酚丁胺：2~20μg/（kg·min）静脉滴注
- 多巴胺：5~15μg/（kg·min）静脉滴注具有正性肌力作用，过大或过小均无效，反而有害
- 米力农：25~75μg/kg，缓慢静脉注射，继以0.375~0.75μg/（kg·min）静脉滴注
- 氨力农：0.25~0.75mg/kg，缓慢静脉注射，继以1.25~7.5μg/（kg·min）静脉滴注
- 左西孟坦：12~24μg/kg，缓慢静脉推注，继以0.05~0.2μg/（kg·min）静脉滴注
- 去乙酰毛花酐（西地兰）：0.2~0.4mg静脉缓推或静脉滴注，2小时后可重复一次

**其他可以选择的治疗**
- 美托洛尔（5mg静脉注射）、血管紧张素转换酶抑制剂（如依那普利2.5mg静脉注射）
- 氨茶碱、β₂受体激动剂（如沙丁胺醇或特布他林气雾剂）
- 纠正代谢性酸中毒（如5%NaHCO₃注射液，依据血气分析结果调整）

- 寻找病因并进行病因治疗
- 侵入性人工机械通气只在上述治疗和/或应用无创正压机械通气无反应时应用
- 有条件时，对难治性心衰或终末期心衰病人给予主动脉内球囊反搏
- 可能会使用除颤或透析或CRRT

## 第十六节　肝性脑病急诊处置流程

根据《肝硬化肝性脑病诊疗指南》(2018 年)

有严重肝病和/或广泛门体侧支循环形成基础的患者出现精神紊乱、昏睡或昏迷，可引出扑翼样震颤，有肝性脑病的诱因

↓

保持呼吸道通畅，吸氧，心电监护，建立静脉通道，病史询问，体格检查，做好心肺复苏准备，包括除颤器

生命体征监测：T、HR、R、BP、$SpO_2$床旁ECG、胸部X线片、快速血糖，头颅CT，腹部B超

血、尿常规，血生化（血糖、电解质，肝肾功能、心肌酶），血氨，凝血功能，动脉血气分析

↓

明确诊断，评估病情

**去除诱因**
- 慎用镇静药及损伤肝功能的药物
- 纠正电解质和酸碱平衡紊乱
- 止血、清除肠道积血
- 预防和控制感染
- 其他：防治便秘

**减少肠内氮源性毒物生成与吸收**
- 限制蛋白质饮食
- 清洁肠道
- 乳果糖或乳梨醇乳果糖口服
- 口服抗生素抑制肠道产尿素酶细菌，减少氨生成
- 益生菌制剂

**其他**
- 促进体内氨的代谢：L-鸟苷酸-L-门冬氨酸、精氨酸、鸟氨酸-门冬氨酸
- 调节神经递质：苯二氮䓬受体拮抗剂
- 促醒：纳洛酮
- 人工肝与肝移植

目标——收住消化内科

↓

及时与家属进行病情交代，签知情同意书
动态评估病情变化、治疗效果，及时调整治疗方案
及时向上级医生汇报病情，必要时汇报医教部

## 第十七节 急性肾功能衰竭急诊处置流程

根据《内科学》（第9版）制定

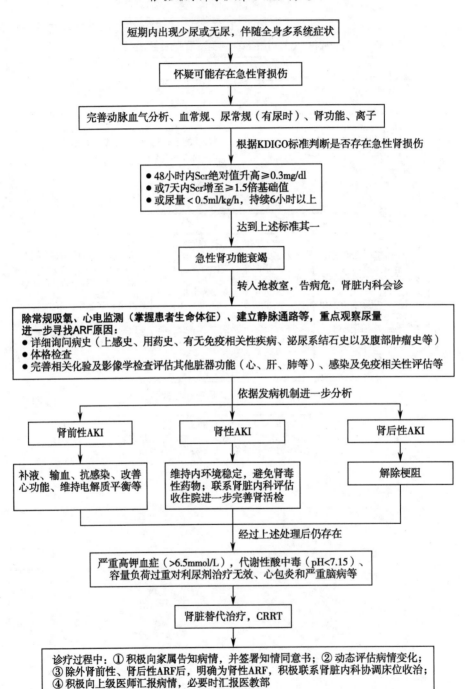

短期内出现少尿或无尿，伴随全身多系统症状

怀疑可能存在急性肾损伤

完善动脉血气分析、血常规、尿常规（有尿时）、肾功能、离子

根据KDIGO标准判断是否存在急性肾损伤

- 48小时内Scr绝对值升高≥0.3mg/dl
- 或7天内Scr增至≥1.5倍基础值
- 或尿量＜0.5ml/kg/h，持续6小时以上

达到上述标准其一

急性肾功能衰竭

转入抢救室，告病危，肾脏内科会诊

除常规吸氧、心电监测（掌握患者生命体征）、建立静脉通路等，重点观察尿量
进一步寻找ARF原因：
- 详细询问病史（上感史、用药史、有无免疫相关性疾病、泌尿系结石史以及腹部肿瘤史等）
- 体格检查
- 完善相关化验及影像学检查评估其他脏器功能（心、肝、肺等）、感染及免疫相关性评估等

依据发病机制进一步分析

| 肾前性AKI | 肾性AKI | 肾后性AKI |
|---|---|---|
| 补液、输血、抗感染、改善心功能、维持电解质平衡等 | 维持内环境稳定，避免肾毒性药物；联系肾脏内科评估收住院进一步完善肾活检 | 解除梗阻 |

经过上述处理后仍存在

严重高钾血症（＞6.5mmol/L），代谢性酸中毒（pH＜7.15）、容量负荷过重对利尿剂治疗无效、心包炎和严重脑病等

肾脏替代治疗，CRRT

诊疗过程中：①积极向家属告知病情，并签署知情同意书；②动态评估病情变化；③除外肾前性、肾后性ARF后，明确为肾性ARF，积极联系肾脏内科协调床位收治；④积极向上级医师汇报病情，必要时汇报医教部

# 第十八节 疑似脑卒中急诊处置流程

根据《中国缺血性脑卒中急诊诊治专家共识》（2018年）制定

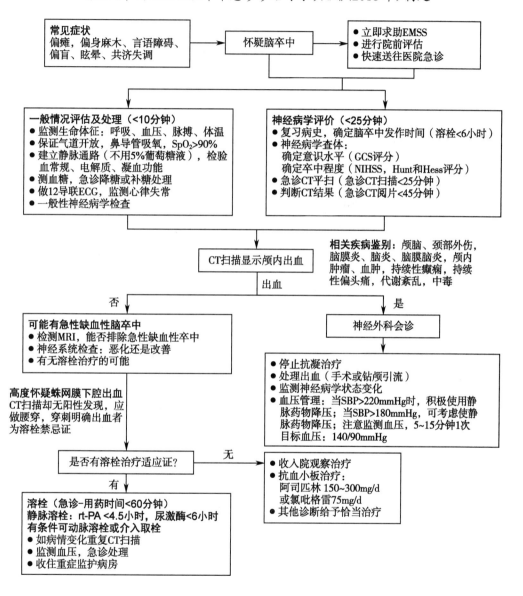

# 第十九节　脑出血急诊处置流程

根据《神经病学》(第9版)及《AHA/ASA自发性脑出血诊治指南》(2015年)制定

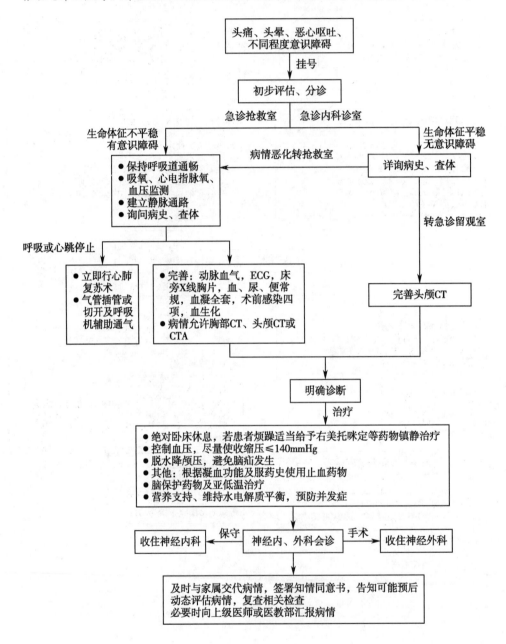

# 第二十节　病毒性脑炎急诊处置流程

根据《神经病学》(第8版)制定

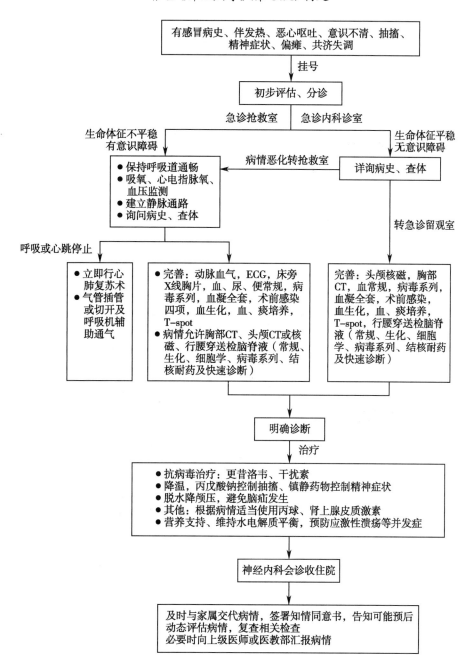

有感冒病史、伴发热、恶心呕吐、意识不清、抽搐、精神症状、偏瘫、共济失调

挂号

初步评估、分诊

急诊抢救室　　　急诊内科诊室

生命体征不平稳　有意识障碍　　　　　　　　　　　　生命体征平稳　无意识障碍

病情恶化转抢救室　　　详询病史、查体

- 保持呼吸道通畅
- 吸氧、心电指脉氧、血压监测
- 建立静脉通路
- 询问病史、查体

转急诊留观室

呼吸或心跳停止

- 立即行心肺复苏术
- 气管插管或切开及呼吸机辅助通气

- 完善：动脉血气，ECG，床旁X线胸片，血、尿、便常规，病毒系列，血凝全套，术前感染四项，血生化，血、痰培养，T-spot
- 病情允许胸部CT、头颅CT或核磁、行腰穿送检脑脊液（常规、生化、细胞学、病毒系列、结核耐药及快速诊断）

- 完善：头颅核磁，胸部CT，血常规，病毒系列，血凝全套，术前感染，血生化，血、痰培养，T-spot，行腰穿送检脑脊液（常规、生化、细胞学、病毒系列、结核耐药及快速诊断）

明确诊断

治疗

- 抗病毒治疗：更昔洛韦、干扰素
- 降温、丙戊酸钠控制抽搐、镇静药物控制精神症状
- 脱水降颅压，避免脑疝发生
- 其他：根据病情适当使用丙球、肾上腺皮质激素
- 营养支持、维持水电解质平衡，预防应激性溃疡等并发症

神经内科会诊收住院

及时与家属交代病情，签署知情同意书，告知可能预后
动态评估病情，复查相关检查
必要时向上级医师或医教部汇报病情

# 第二十一节 化脓性脑膜炎急诊处置流程

根据《神经病学》(第8版)制定

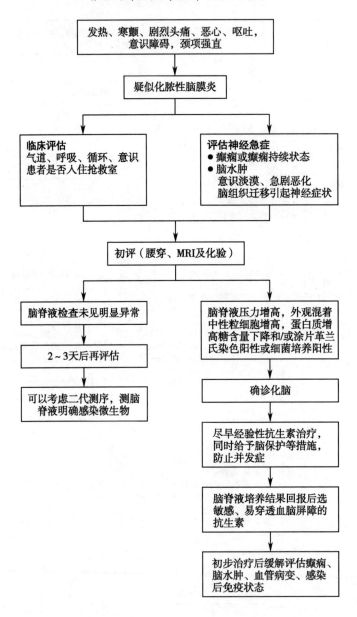

发热、寒颤、剧烈头痛、恶心、呕吐，意识障碍，颈项强直

↓

疑似化脓性脑膜炎

**临床评估**
气道、呼吸、循环、意识
患者是否入住抢救室

**评估神经急症**
● 癫痫或癫痫持续状态
● 脑水肿
意识淡漠、急剧恶化
脑组织迁移引起神经症状

初评（腰穿、MRI及化验）

脑脊液检查未见明显异常
↓
2~3天后再评估
↓
可以考虑二代测序，测脑脊液明确感染微生物

脑脊液压力增高，外观混着中性粒细胞增高，蛋白质增高糖含量下降和/或涂片革兰氏染色阳性或细菌培养阳性
↓
确诊化脑
↓
尽早经验性抗生素治疗，同时给予脑保护等措施，防止并发症
↓
脑脊液培养结果回报后选敏感、易穿透血脑屏障的抗生素
↓
初步治疗后缓解评估癫痫、脑水肿、血管病变、感染后免疫状态

# 第二十二节　吉兰 - 巴雷综合征急诊处置流程

根据《神经病学》(第 8 版)制定

```
┌──────────────────────────────────────────────────────────────────┐
│ 腹泻、上呼吸道感染后出现肢体对称性迟缓性肌无力,自远端向近端发展或自近端向远 │
│ 端加重,常由双下肢逐渐累及躯干肌、脑神经,严重可累及肋间肌、膈肌致呼吸麻痹。 │
│ 感觉异常烧灼感、麻木、刺痛、手套-袜套样感觉缺失;肌痛、四肢及面部麻木、复视, │
│ 眩晕,视物模糊、头晕、心悸、腹胀、便秘、尿潴留等                      │
└──────────────────────────────────────────────────────────────────┘
                    │ 挂号,进入抢救室
                    ▼
┌─────────────────────────────────────┐     ┌──────────────────────┐
│ 保持气道通畅、吸氧、心电监护,建立静脉 │ ──▶ │ 必要时尽早行气管插管、气管 │
│ 通道,病史询问、体格检查,做好抢救准备 │     │ 切开、呼吸机辅助呼吸      │
└─────────────────────────────────────┘     └──────────────────────┘
                    │ 生命指征监测:T、HR、R、BP、SpO$_2$床旁ECG、胸部X线片、
                    │ 头颅MRI及脊柱MRI、腰穿脑脊液检查(蛋白-细胞分离、寡
                    │ 克隆带、神经节苷脂抗体)、神经电生理,血气、血尿常规;
                    │ 血生化(血糖、电解质、肝肾功能);凝血功能;术前感染
                    │ 四项病毒系列
                    ▼
┌─────────────────────────────────────┐
│ 明确诊断,评估病情                    │
└─────────────────────────────────────┘
                    │ 交代病情,请神经内科会诊
                    ▼
┌──────────────────────────────────────────────────────────────────┐
│ 患者或家属签字同意后给予免疫治疗(①血浆置换30~50ml/kg,共3~5次;②免疫球蛋白 │
│ 静滴0.4g/(kg·d),上述两种方案选其一,不联合;③激素:甲泼尼龙500mg/d,连用5 │
│ 日后逐渐减量)神经营养、营养支持、对症治疗、防治并发症、康复治疗           │
└──────────────────────────────────────────────────────────────────┘
                    │ 目标—收住神经内科
                    ▼
┌──────────────────────────────────────────────────────────────────┐
│ 及时与家属沟通,交代病情,签知情同意书                              │
│ 动态评估病情变化、治疗效果,及时复查相关检查及调整治疗方案              │
│ 及时向上级医生汇报病情,必要时汇报医教部                            │
└──────────────────────────────────────────────────────────────────┘
```

# 第二十三节 高血压危象急诊处置流程

根据《中国急诊高血压诊疗专家共识》(2017修订版)制定

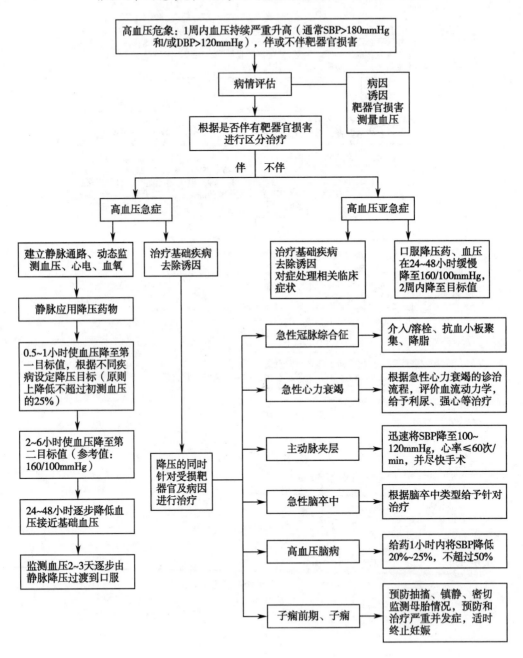

**合并不同靶器官损害者降压目标及降压药的选取**

- 急性主动脉夹层：迅速将收缩压降至100~120mmHg，心率≤60次/min，降压首选静脉β受体阻滞剂，如血压仍不达标，可联用其他血管扩张剂，如乌拉地尔、硝普钠、拉贝洛尔等，应避免反射性心动过速，应尽快给予主动脉夹层患者安排手术，尤其是Stanford A型
- 高血压性脑病：首选拉贝洛尔。血压控制在160~180/100~110mmHg。给药开始1小时将舒张压降低20%~25%，但不能>50%，以防止出现脏器灌注不足
- 脑卒中：首选乌拉地尔、拉贝洛尔
- ✧ SBP达到150~220mmHg的自发性脑出血患者且没有急性降压治疗的禁忌证，急性期降低SBP到140mmHg是安全的
- ✧ 蛛网膜下腔出血高于基础血压的20%左右，避免低血压。动脉瘤处理前可将SBP控制在140~160mmHg；动脉瘤处理后，应参考患者的基础血压，合理调整目标值，避免低血压造成的脑出血
- ✧ 缺血性脑卒中准备溶栓的患者，血压应控制在SBP<180mmHg，DBP<110mmHg，不溶栓者24小时内降压需谨慎，一般不积极降压，稍高的血压有利于缺血区灌注，除非血压>200/130mmHg，且24小时内血压下降应<25%
- 急性心力衰竭：首选硝酸甘油、硝普钠、乌拉地尔。早期数小时应迅速降压，降压幅度在25%以内，没有明确的降压目标，以减轻心脏负荷、环节心力衰竭症状为主要目的，SBP<90mmHg禁用血管扩张剂
- 急性冠脉综合征：首选硝酸甘油和静脉β受体阻滞剂。降压目标为<130/80mmHg，但治疗需个体化，尤其是针对老年人群的降压需综合评估
- 子痫前期和子痫：首选拉贝洛尔。<160/110mmHg，孕妇合并器官功能损伤者血压应<140/90mmHg，且不低于130/80mmHg
- 围手术期高血压：首选乌拉地尔、艾司洛尔。年龄≥60岁，血压控制<150/90mmHg；年龄<60岁，血压控制<140/90mmHg；糖尿病和慢性肾病患者，血压控制<140/90mmHg；术中血压波动幅度不超过基础血压的30%
- 嗜铬细胞瘤：首选酚妥拉明，乌拉地尔、硝普钠。术前24小时血压<160/90mmHg，不低于80/45mmHg
- 急诊应激性高血压：去除诱因，不应急于药物降压，加强动脉血压监测
  根据疾病个体化、有计划、分步骤快速平稳降低血压以保护靶器官是选择静脉制剂的根本原则；在治疗初期不宜使用强力的利尿降压药，除非有心力衰竭或明显的液体容量负荷过度

**药物使用方法**

- 作用于α受体的药物：
- ✧ 酚妥拉明：适用于嗜铬细胞瘤引起的高血压危象及高血压合并心竭。从小剂量开始，5~10mg/次静脉注射，20~30分钟后可按需重复给药，或予0.5~1mg/min静滴
- ✧ 盐酸乌拉地尔：阻滞外周α受体和调节血压中枢双重作用，12.5mg稀释后静脉注射，10~15分钟后效果不明显可重复应用，必要时可加大剂量至25mg静脉注射；乌拉地尔100mg稀释至50ml，初始速度2mg/min，依降压目标调整滴速。可改善心功能，治疗充血性心衰，适用于糖尿病、肾功能衰竭伴前列腺肥大的老年高血压患者
- α、β受体阻滞剂：拉贝洛尔，适用于肾功能减退者；肝功能异常者慎用。0.25mg/kg静脉注射2分钟以上，间隔10分钟再次给予40~80mg，或以2mg/min起静脉滴注调整，总计量不超过300mg
- 血管紧张素转换酶抑制剂（ACEI）：依那普利是唯一静脉用药，每次2.5mg；或首次剂量1.25mg，据血压每6小时调整1次
- 钙通道拮抗剂（CCB）：
- ✧ 双氢吡啶类钙通道阻滞剂：尼卡地平对急性心功能不全者尤其低心输出量适用，能通过血脑屏障，缺血性卒中时可在缺血组织快速聚集扩张血管，出血时能减轻血管痉挛，不影响颅内压，主要用于治疗高血压急症合并急性脑血管病。但对急性心肌炎、心肌梗死、左室流出道狭窄、右心功能不全并狭窄患者禁用。0.5μg/(kg·min)起始静滴，逐增至10μg/(kg·min)
- 血管扩张剂
- ✧ 硝酸甘油：起始5μg/min静脉滴注，若无效，可每3~5分钟速度增加5~20μg/min，最大速度可达200μg/min
- ✧ 硝普钠：起效很快，作用持续时间短。起始0.3~0.5μg/(kg·min)静脉滴注，以0.5μg/(kg·min)递增直至合适血压水平，平均剂量1~6μg/(kg·min)，最大剂量为200μg/min。建议肾功能不全患者应用硝普钠时间不超过72小时

# 第二十四节　急性冠脉综合征急诊处置流程

根据《急性 ST 段抬高型心肌梗死诊断和治疗指南》(2019 年)制定

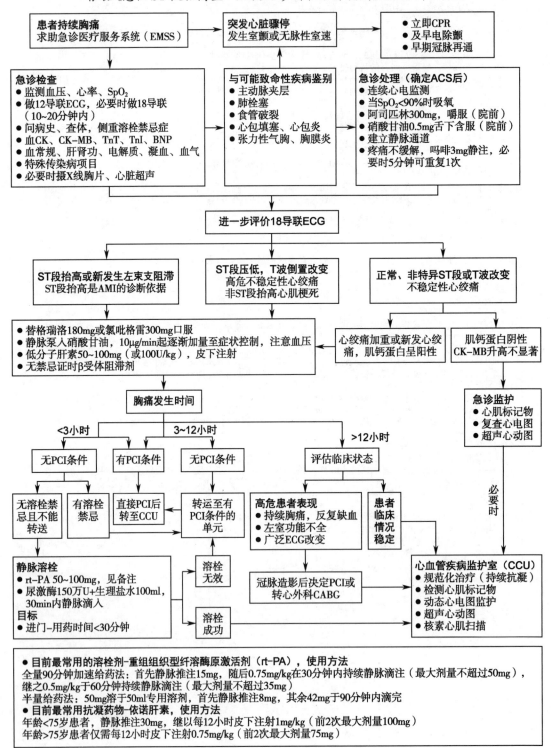

● 目前最常用的溶栓剂-重组组织型纤溶酶原激活剂（rt-PA），使用方法
全量90分钟加速给药法：首先静脉推注15mg，随后0.75mg/kg在30分钟内持续静脉滴注（最大剂量不超过50mg），
继之0.5mg/kg于60分钟持续静脉滴注（最大剂量不超过35mg）
半量给药法：50mg溶于50ml专用溶剂，首先静脉推注8mg，其余42mg于90分钟内滴完
● 目前最常用抗凝药物-依诺肝素，使用方法
年龄<75岁患者，静脉推注30mg，继以每12小时皮下注射1mg/kg（前2次最大剂量100mg）
年龄>75岁患者仅需每12小时皮下注射0.75mg/kg（前2次最大剂量75mg）

# 第二十五节　大量心包积液与心包填塞急诊处置流程

根据《ESC 心包疾病临床指南》(2015 年)制定

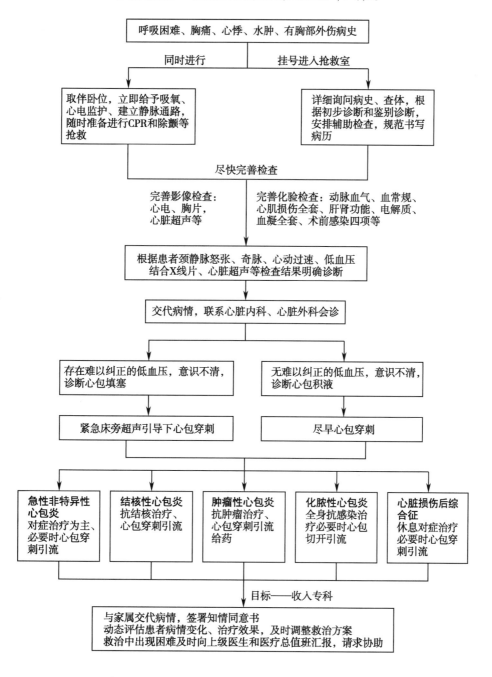

# 第二十六节　宽QRS波心动过速急诊处置流程

根据《急诊与战伤医学》和《北京协和医院医疗诊疗常规》制定

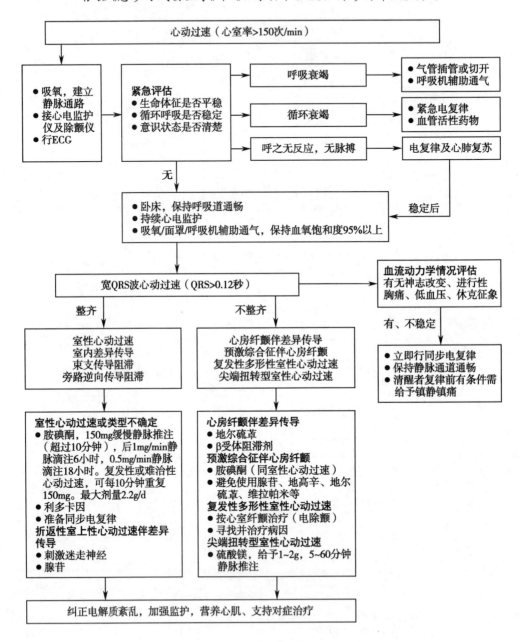

## 第二十七节　血流动力学稳定的房颤患者转律的抗栓处置流程

根据《2018 CHEST 房颤抗栓治疗指南及专家组报告》制定

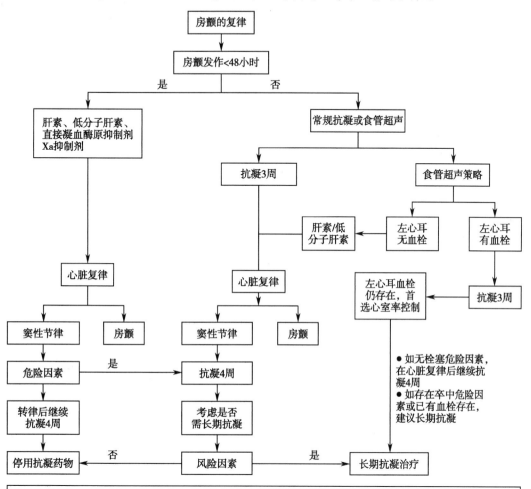

**药物使用方法：**

**复律时常规抗心律失常药物的选择及使用剂量**

- 氟卡尼不良反应为低血压、房扑伴1:1房室传导、QT延长，避免应用于缺血性心脏病/或明显结构性心脏病患者。口服200~300mg，静脉1.5~2.0mg/kg10分钟以上
- 胺碘酮不良反应为静脉用药期间注意低血压、肝损害、心动过缓、静脉炎等不良反应.长期应用时注意甲状腺功能、肺毒性、肝损害等不良反应；150mg10min静注，继之1mg/min维持6小时，后0.5mg/min维持18小时；或首次剂量：5~7mg/kg1~2小时
- 普罗帕酮不良反应为低血压、房扑伴1:1传导、轻度QRS延长；避免用于缺血性心脏病患者和/或明显结构性心脏病患者。口服450~600mg，静脉1.5~2.0mg/kg10分钟以上
- 伊布利特不良反应为QT间期延长、多形性室速/尖端扭转型室速（3%~4%）.避免用于QT间期延长、低血钾、严重左室肥大或射血分数降低患者。静脉1.0mg，10分钟以上；必要时10分钟后可重复1mg、10分钟以上静注（体重<60kg使用0.01mg/kg）
- 维纳卡兰不良反应低血压、非持续性室性心律失常、QT和QRS间期延长，避免用于收缩压<100mmHg、近期（<30天）发生的急性冠脉综合征、NYHAⅢ~Ⅳ级心衰、QT间期延长（未校正>440ms）和重度主动脉狭窄的患者；静脉首次剂量：3mg/kg，10分钟以上；后续剂量：15分钟后，2mg/kg，10分钟以上
- 多非利特不良反应QT间期延长、尖端扭转室速；应根据肾功能、体重及年龄调整剂量
  口服肌酐清除率（ml/min）剂量（μg BID）

  | | |
  |---|---|
  | >60 | 500 |
  | 40~60 | 250 |
  | 20~40 | 125 |
  | <20 | 不建议 |

# 第二十八节 房颤急诊处置流程

根据《心房颤动：目前的认识和治疗的建议》(2018)制定

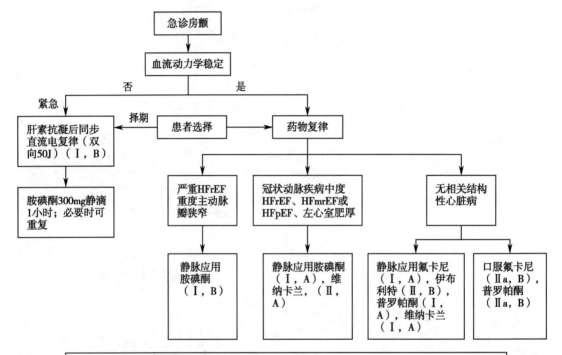

注：HFrEF:LVEF下降的心衰；HFmrEF:LVEF中间状态的心衰；HFpEF:LVEF正常的心衰

房颤转复后$CHA_2DS_2-VAS_C$评分≥2者，需长期口服抗凝治疗（Ⅰ，C）

$CHA_2DS_2-VAS_C$评分

| 临床特征 | 评分 |
|---|---|
| 充血性心力衰竭/左室功能障碍 | 1 |
| 高血压 | 1 |
| 年龄≥75岁 | 2 |
| 糖尿病 | 1 |
| 卒中/TIA/血栓栓塞史 | 2 |
| 血管病变 | 1 |
| 年龄65~74岁 | 1 |
| 性别（女） | 1 |
| 总分 | 9 |

# 第二十九节　肺栓塞急诊处置流程

根据《肺血栓栓塞症诊治与预防指南》(中华医学会，2018)制定

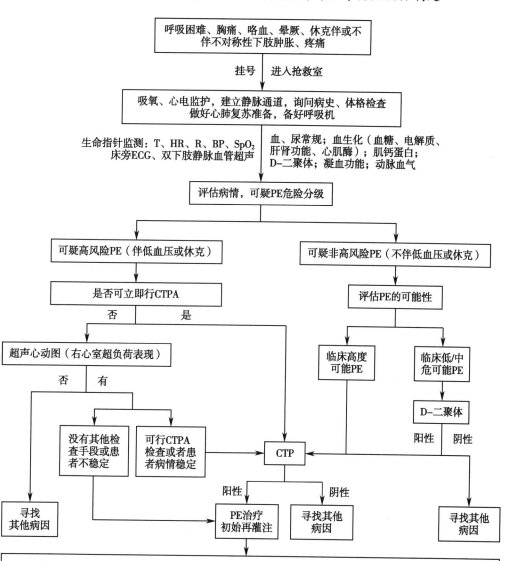

- 一般治疗：严密监测呼吸、心率、血压、心电图及血气变化，并给予积极的呼吸及循环支持。
- 抗凝治疗：胃肠外抗凝药物（普通肝素、低分子量肝素、磺达肝癸钠、阿加曲班、比伐卢定）及口服抗凝药物（华法林、利伐沙班、达比加群酯、阿哌沙班、依度沙班），抗凝治疗标准疗程为至少3个月
- 溶栓治疗：常用药物有尿激酶、链激酶和rt-PA
- 介入治疗：经导管碎解和抽吸血栓，或同时进行局部小剂量溶栓；为防止下肢深静脉血栓脱落，可考虑放置下腔静脉滤器
- 手术治疗：肺动脉血栓切除术可作为全身溶栓的替代补救措施，适用于经积极内科治疗或介入治疗无效的急性高危PE

及时与家属进行病情交代，签知情同意书
动态观察病情，及时调整治疗方案
及时向上级医师汇报病情，必要时汇报医教部

## 第三十节　自发性气胸急诊处置流程

根据《内科学》(第9版)制定

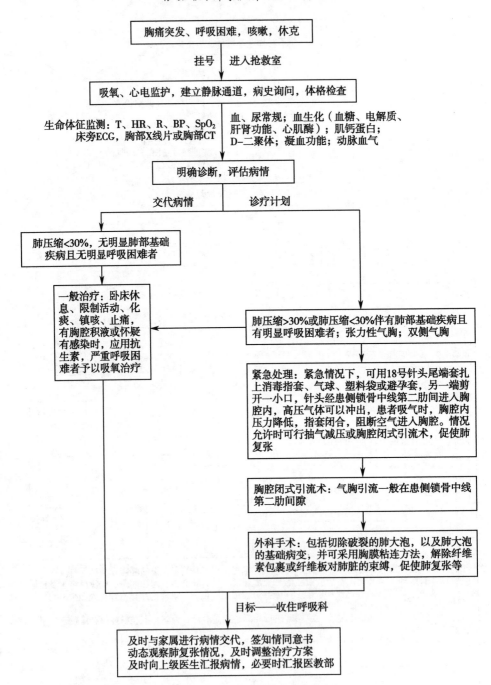

胸痛突发、呼吸困难，咳嗽，休克

挂号　进入抢救室

吸氧、心电监护，建立静脉通道，病史询问，体格检查

生命体征监测：T、HR、R、BP、SpO₂
床旁ECG，胸部X线片或胸部CT

血、尿常规；血生化（血糖、电解质、肝肾功能、心肌酶）；肌钙蛋白；D-二聚体；凝血功能；动脉血气

明确诊断，评估病情

交代病情　诊疗计划

肺压缩<30%，无明显肺部基础疾病且无明显呼吸困难者

一般治疗：卧床休息、限制活动、化痰、镇咳、止痛，有胸腔积液或怀疑有感染时，应用抗生素，严重呼吸困难者予以吸氧治疗

肺压缩>30%或肺压缩<30%伴有肺部基础疾病且有明显呼吸困难者；张力性气胸；双侧气胸

紧急处理：紧急情况下，可用18号针头尾端套扎上消毒指套、气球、塑料袋或避孕套，另一端剪开一小口，针头经患侧锁骨中线第二肋间进入胸腔内，高压气体可以冲出，患者吸气时，胸腔内压力降低，指套闭合，阻断空气进入胸腔。情况允许时可行抽气减压或胸腔闭式引流术，促使肺复张

胸腔闭式引流术：气胸引流一般在患侧锁骨中线第二肋间隙

外科手术：包括切除破裂的肺大泡，以及肺大泡的基础病变，并可采用胸膜粘连方法，解除纤维素包裹或纤维板对肺脏的束缚，促使肺复张等

目标——收住呼吸科

及时与家属进行病情交代，签知情同意书
动态观察肺复张情况，及时调整治疗方案
及时向上级医生汇报病情，必要时汇报医教部

# 第三十一节 哮喘急性发作急诊处置流程

根据《支气管哮喘防治指南》(2018年)制定

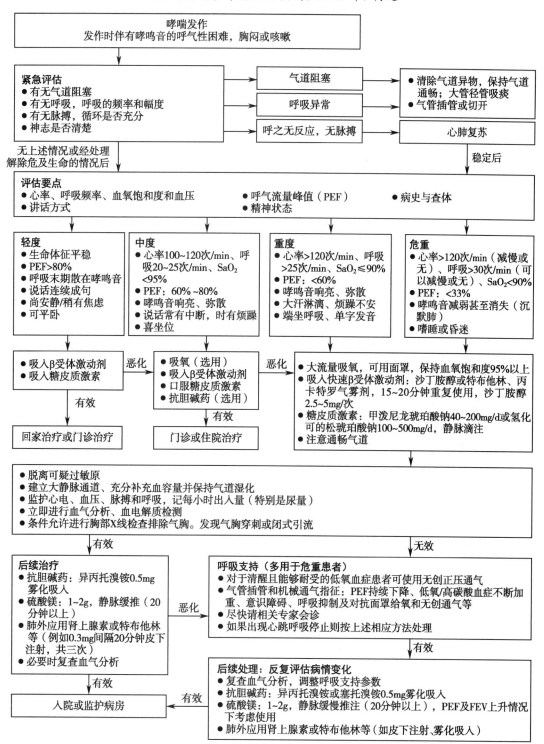

# 第三十二节 急性上消化道出血急诊处置流程

根据《急性上消化道出血急诊诊治流程专家共识》（2015年）制定

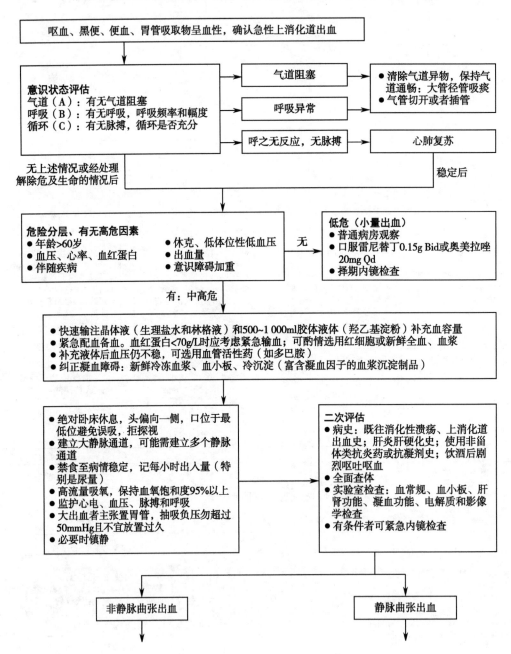

呕血、黑便、便血、胃管吸取物呈血性，确认急性上消化道出血

**意识状态评估**
气道（A）：有无气道阻塞
呼吸（B）：有无呼吸，呼吸频率和幅度
循环（C）：有无脉搏，循环是否充分

→ 气道阻塞
→ 呼吸异常
→ 清除气道异物，保持气道通畅；大管径管吸痰
● 气管切开或者插管

→ 呼之无反应，无脉搏 → 心肺复苏

稳定后

无上述情况或经处理解除危及生命的情况后

**危险分层、有无高危因素**
● 年龄>60岁
● 血压、心率、血红蛋白
● 伴随疾病
● 休克、低体位性低血压
● 出血量
● 意识障碍加重

无 →

**低危（小量出血）**
● 普通病房观察
● 口服雷尼替丁0.15g Bid或奥美拉唑20mg Qd
● 择期内镜检查

有：中高危

● 快速输注晶体液（生理盐水和林格液）和500~1 000ml胶体液体（羟乙基淀粉）补充血容量
● 紧急配血备血。血红蛋白<70g/L时应考虑紧急输血；可酌情选用红细胞或新鲜全血、血浆
● 补充液体后血压仍不稳，可选用血管活性药（如多巴胺）
● 纠正凝血障碍：新鲜冷冻血浆、血小板、冷沉淀（富含凝血因子的血浆沉淀制品）

● 绝对卧床休息，头偏向一侧，口位于最低位避免误吸，拒探视
● 建立大静脉通道，可能需建立多个静脉通道
● 禁食至病情稳定，记每小时出入量（特别是尿量）
● 高流量吸氧，保持血氧饱和度95%以上
● 监护心电、血压、脉搏和呼吸
● 大出血者主张置胃管，抽吸负压勿超过50mmHg且不宜放置过久
● 必要时镇静

**二次评估**
● 病史：既往消化性溃疡、上消化道出血史；肝炎肝硬化史；使用非甾体类抗炎药或抗凝剂史；饮酒后剧烈呕吐呕血
● 全面查体
● 实验室检查：血常规、血小板、肝肾功能、凝血功能、电解质和影像学检查
● 有条件者可紧急内镜检查

非静脉曲张出血

静脉曲张出血

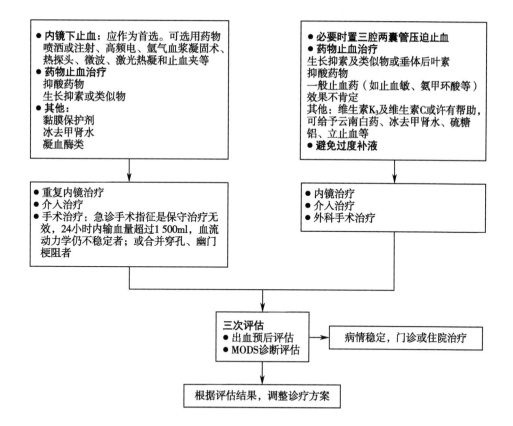

- **内镜下止血**：应作为首选。可选用药物喷洒或注射、高频电、氩气血浆凝固术、热探头、微波、激光热凝和止血夹等
- **药物止血治疗**
  抑酸药物
  生长抑素或类似物
- **其他**：
  黏膜保护剂
  冰去甲肾水
  凝血酶类

- **必要时置三腔两囊管压迫止血**
- **药物止血治疗**
  生长抑素及类似物或垂体后叶素
  抑酸药物
  一般止血药（如止血敏、氨甲环酸等）效果不肯定
  其他：维生素$K_3$及维生素C或许有帮助，可给予云南白药、冰去甲肾水、硫糖铝、立止血等
- **避免过度补液**

- 重复内镜治疗
- 介入治疗
- 手术治疗：急诊手术指征是保守治疗无效，24小时内输血量超过1 500ml，血流动力学仍不稳定者；或合并穿孔、幽门梗阻者

- 内镜治疗
- 介入治疗
- 外科手术治疗

**三次评估**
- 出血预后评估
- MODS诊断评估

病情稳定，门诊或住院治疗

根据评估结果，调整诊疗方案

## 第三十三节　消化性溃疡穿孔急诊处置流程

根据《外科学》(第9版)制定

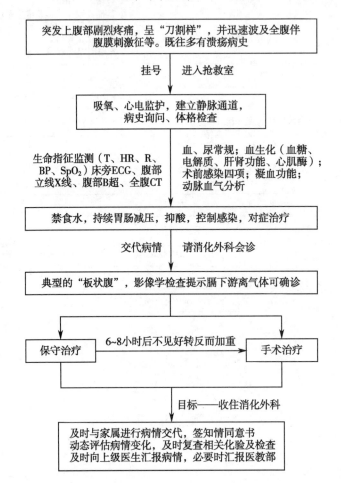

突发上腹部剧烈疼痛，呈"刀割样"，并迅速波及全腹伴腹膜刺激征等。既往多有溃疡病史

挂号　　进入抢救室

吸氧、心电监护，建立静脉通道，病史询问、体格检查

生命指征监测（T、HR、R、BP、$SpO_2$）床旁ECG、腹部立线X线、腹部B超、全腹CT

血、尿常规；血生化（血糖、电解质、肝肾功能、心肌酶）；术前感染四项；凝血功能；动脉血气分析

禁食水，持续胃肠减压，抑酸，控制感染，对症治疗

交代病情　　请消化外科会诊

典型的"板状腹"，影像学检查提示膈下游离气体可确诊

保守治疗　　6~8小时后不见好转反而加重　　手术治疗

目标——收住消化外科

及时与家属进行病情交代，签知情同意书
动态评估病情变化，及时复查相关化验及检查
及时向上级医生汇报病情，必要时汇报医教部

# 第三十四节 急性肠梗阻急诊处置流程

根据《外科学》（第9版）制定

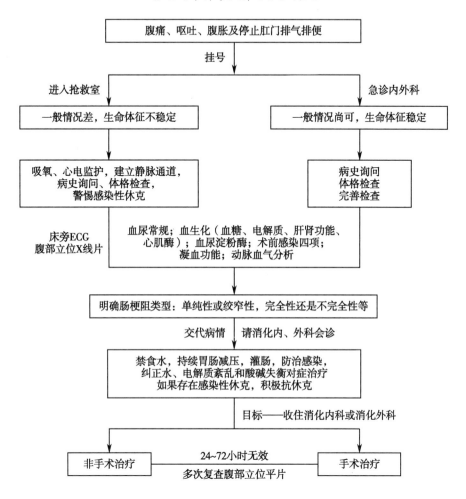

腹痛、呕吐、腹胀及停止肛门排气排便

挂号

进入抢救室 / 急诊内外科

一般情况差，生命体征不稳定 / 一般情况尚可，生命体征稳定

吸氧、心电监护，建立静脉通道，病史询问、体格检查，警惕感染性休克 / 病史询问 体格检查 完善检查

床旁ECG 腹部立位X线片

血尿常规；血生化（血糖、电解质、肝肾功能、心肌酶）；血尿淀粉酶；术前感染四项；凝血功能；动脉血气分析

明确肠梗阻类型：单纯性或绞窄性，完全性还是不完全性等

交代病情 请消化内、外科会诊

禁食水，持续胃肠减压，灌肠，防治感染，纠正水、电解质紊乱和酸碱失衡对症治疗 如果存在感染性休克，积极抗休克

目标——收住消化内科或消化外科

非手术治疗 / 手术治疗

24~72小时无效 多次复查腹部立位平片

# 第三十五节 糖尿病酮症酸中毒急诊处置流程

*根据《ADA 糖尿病诊疗指南》制定*

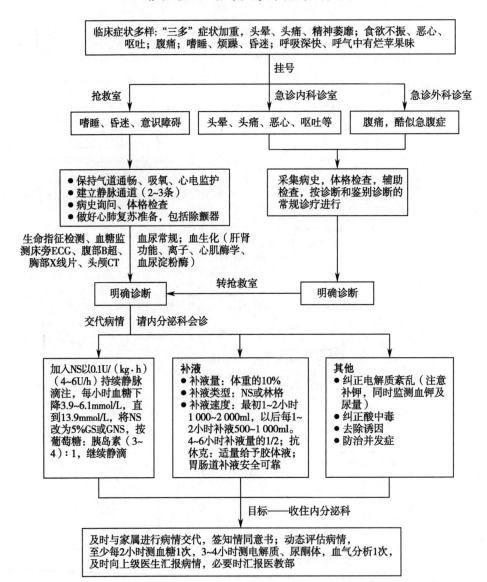

# 第三十六节　低血糖昏迷急诊处置流程

根据《内科学》(第9版)制定

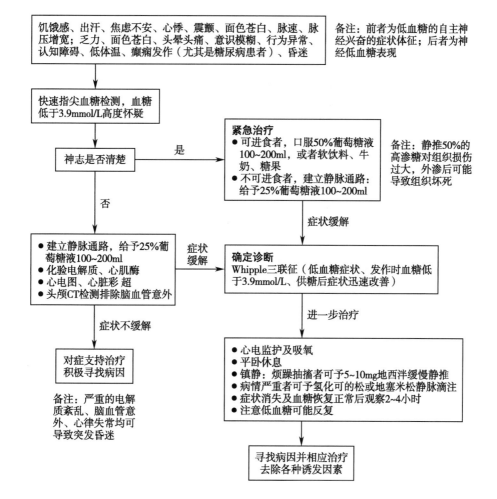

饥饿感、出汗、焦虑不安、心悸、震颤、面色苍白、脉速、脉压增宽；乏力、面色苍白、头晕头痛、意识模糊、行为异常、认知障碍、低体温、癫痫发作（尤其是糖尿病患者）、昏迷

备注：前者为低血糖的自主神经兴奋的症状体征；后者为神经低血糖表现

快速指尖血糖检测，血糖低于3.9mmol/L高度怀疑

神志是否清楚

是

**紧急治疗**
- 可进食者，口服50%葡萄糖液100~200ml，或者软饮料、牛奶、糖果
- 不可进食者，建立静脉通路：给予25%葡萄糖液100~200ml

备注：静推50%的高渗糖对组织损伤过大，外渗后可能导致组织坏死

否

症状缓解

- 建立静脉通路，给予25%葡萄糖液100~200ml
- 化验电解质、心肌酶
- 心电图、心脏彩超
- 头颅CT检测排除脑血管意外

症状缓解

**确定诊断**
Whipple三联征（低血糖症状、发作时血糖低于3.9mmol/L、供糖后症状迅速改善）

进一步治疗

症状不缓解

对症支持治疗积极寻找病因

备注：严重的电解质紊乱、脑血管意外、心律失常均可导致突发昏迷

- 心电监护及吸氧
- 平卧休息
- 镇静：烦躁抽搐者可予5~10mg地西泮缓慢静推
- 病情严重者可予氢化可的松或地塞米松静脉滴注
- 症状消失及血糖恢复正常后观察2~4小时
- 注意低血糖可能反复

寻找病因并相应治疗去除各种诱发因素

# 第三十七节 甲亢危象处置流程

根据《甲状腺功能亢进症指南》（美国甲状腺协会，2016 版）制定

```
┌─────────────────────────────────────────────────┐
│ 甲亢患者出现高热、心动过速、大汗、呼吸困难、烦躁、  │
│ 谵妄、恶心、呕吐、腹泻，严重者心力衰竭、休克、昏迷  │
└─────────────────────────────────────────────────┘
                      │
┌─────────────────────────────────────────────────┐
│ 吸氧、心电监护、建立静脉通路、询问病史、进行体格检查、│
│ 做好心肺复苏准备，提前准备好除颤仪                  │
└─────────────────────────────────────────────────┘
```

生命体征监测，SpO₂、　　血尿常规，血生化、血糖、
床旁ECG、胸部X线片，　　电解质、肝肾功能、心肌酶，
超声心动图，甲状腺B超　　心损四项，甲功五项或八项，
　　　　　　　　　　　　　血凝，动脉血气

```
┌─────────────────────┐
│ 明确诊断，评估病情    │
└─────────────────────┘
           │
     交代病情，并请内分泌科会诊

┌─────────────────────────────────────────────────┐
│ 补充热量及液体（3 000~6 000ml/d），优先使用丙基硫氧嘧啶│
│ （PTU）首剂600mg口服，继之200mg，q8h，有效控制诱因， │
│ 普萘洛尔降心率，氢化可的松200~300mg1次/d，治疗心衰、 │
│ 休克，控制血糖，积极降温，抗感染、纠正电解质紊乱      │
└─────────────────────────────────────────────────┘
           │
     目标——收住内分泌科

┌─────────────────────────────────────────────────┐
│ 及时向家属进行病情交代，签知情同意书                │
│ 动态评估意识变化、心衰程度、治疗效果，复查肝肾功能   │
│ 及时调整治疗方案                                   │
│ 及时向上级医师汇报病情，必要时汇报医教部            │
└─────────────────────────────────────────────────┘
```

# 第三十八节 过敏性紫癜急诊处置流程

根据《内科学》(第9版)制定

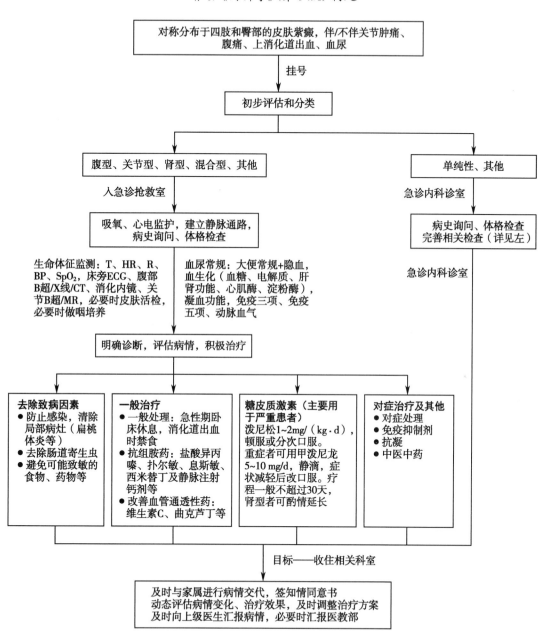

对称分布于四肢和臀部的皮肤紫癜,伴/不伴关节肿痛、腹痛、上消化道出血、血尿

挂号

初步评估和分类

腹型、关节型、肾型、混合型、其他 | 单纯性、其他

入急诊抢救室 | 急诊内科诊室

吸氧、心电监护,建立静脉通路,病史询问、体格检查 | 病史询问、体格检查 完善相关检查(详见左)

生命体征监测:T、HR、R、BP、SpO$_2$、床旁ECG、腹部B超/X线/CT、消化内镜、关节B超/MR,必要时皮肤活检,必要时做咽培养

血尿常规:大便常规+隐血,血生化(血糖、电解质、肝肾功能、心肌酶、淀粉酶),凝血功能,免疫三项、免疫五项、动脉血气

急诊内科诊室

明确诊断,评估病情,积极治疗

**去除致病因素**
- 防止感染,清除局部病灶(扁桃体炎等)
- 去除肠道寄生虫
- 避免可能致敏的食物、药物等

**一般治疗**
- 一般处理:急性期卧床休息,消化道出血时禁食
- 抗组胺药:盐酸异丙嗪、扑尔敏、息斯敏、西米替丁及静脉注射钙剂等
- 改善血管通透性药:维生素C、曲克芦丁等

**糖皮质激素**(主要用于严重患者)
泼尼松1~2mg/(kg·d),顿服或分次口服。重症者可用甲泼尼龙5~10 mg/d,静滴,症状减轻后改口服。疗程一般不超过30天,肾型者可酌情延长

**对症治疗及其他**
- 对症处理
- 免疫抑制剂
- 抗凝
- 中医中药

目标——收住相关科室

及时与家属进行病情交代,签知情同意书
动态评估病情变化、治疗效果,及时调整治疗方案
及时向上级医生汇报病情,必要时汇报医教部

## 第三十九节　流行性乙型脑炎急诊处置流程

根据《临床诊疗指南·神经病学分册》（2018 年）制定

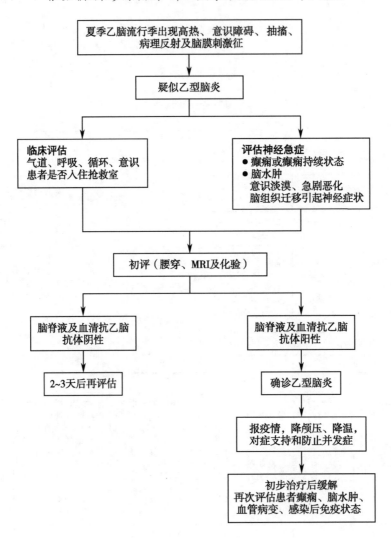

## 第四十节  结核性脑膜炎急诊处置流程

根据《神经病学》(第 8 版)制定

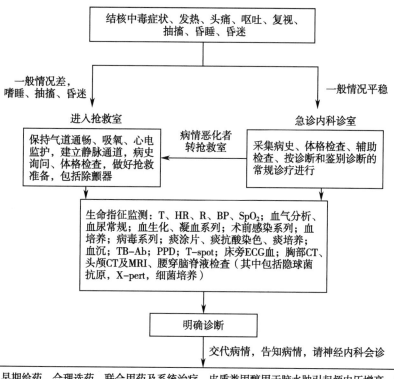

# 第四十一节　流行性出血热的急诊处置流程

根据《传染病学》(第9版)制定

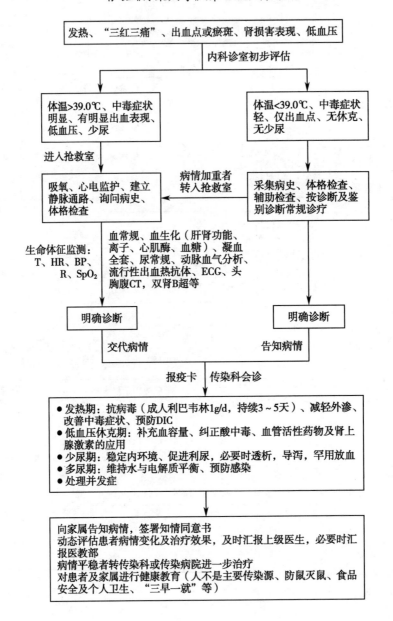

发热、"三红三痛"、出血点或瘀斑、肾损害表现、低血压

内科诊室初步评估

体温>39.0℃、中毒症状明显、有明显出血表现、低血压、少尿

体温<39.0℃、中毒症状轻、仅出血点、无休克、无少尿

进入抢救室

吸氧、心电监护、建立静脉通路、询问病史、体格检查

病情加重者转入抢救室

采集病史、体格检查、辅助检查、按诊断及鉴别诊断常规诊疗

生命体征监测：T、HR、BP、R、SpO₂

血常规、血生化（肝肾功能、离子、心肌酶、血糖）、凝血全套、尿常规、动脉血气分析、流行性出血热抗体、ECG、头胸腹CT，双肾B超等

明确诊断

交代病情

明确诊断

告知病情

报疫卡　传染科会诊

- 发热期：抗病毒（成人利巴韦林1g/d，持续3～5天）、减轻外渗、改善中毒症状、预防DIC
- 低血压休克期：补充血容量、纠正酸中毒、血管活性药物及肾上腺激素的应用
- 少尿期：稳定内环境、促进利尿，必要时透析，导泻，罕用放血
- 多尿期：维持水与电解质平衡、预防感染
- 处理并发症

向家属告知病情，签署知情同意书
动态评估患者病情变化及治疗效果，及时汇报上级医生，必要时汇报医教部
病情平稳者转传染科或传染病院进一步治疗
对患者及家属进行健康教育（人不是主要传染源、防鼠灭鼠、食品安全及个人卫生、"三早一就"等）

# 第四十二节　急性溶血性贫血急诊处置流程

根据《内科学》(第9版)制定

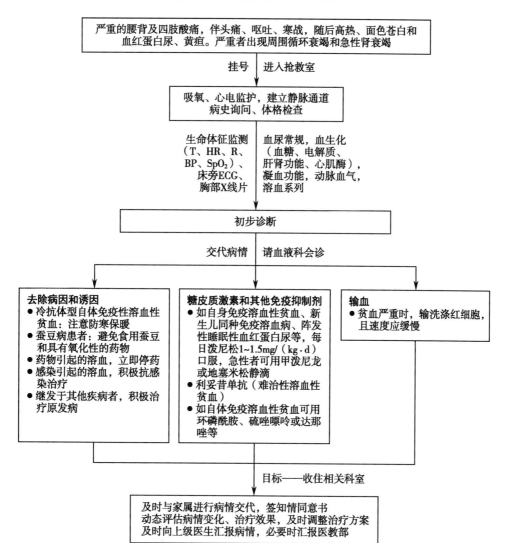

# 第四十三节 输血反应急诊处置流程

根据《内科学》(第9版)制定

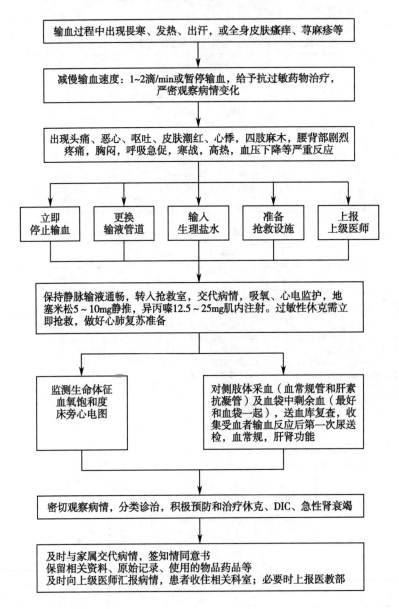

输血过程中出现畏寒、发热、出汗，或全身皮肤瘙痒、荨麻疹等

减慢输血速度：1~2滴/min或暂停输血，给予抗过敏药物治疗，严密观察病情变化

出现头痛、恶心、呕吐、皮肤潮红、心悸，四肢麻木，腰背部剧烈疼痛，胸闷，呼吸急促，寒战，高热，血压下降等严重反应

| 立即停止输血 | 更换输液管道 | 输入生理盐水 | 准备抢救设施 | 上报上级医师 |

保持静脉输液通畅，转入抢救室，交代病情，吸氧、心电监护，地塞米松5～10mg静推，异丙嗪12.5～25mg肌内注射。过敏性休克需立即抢救，做好心肺复苏准备

监测生命体征血氧饱和度床旁心电图

对侧肢体采血（血常规管和肝素抗凝管）及血袋中剩余血（最好和血袋一起），送血库复查，收集受血者输血反应后第一次尿送检，血常规，肝肾功能

密切观察病情，分类诊治，积极预防和治疗休克、DIC、急性肾衰竭

及时与家属交代病情，签知情同意书
保留相关资料、原始记录、使用的物品药品等
及时向上级医师汇报病情，患者收住相关科室；必要时上报医教部

# 第四十四节　输液反应急诊处置流程

根据《内科学》(第9版)制定

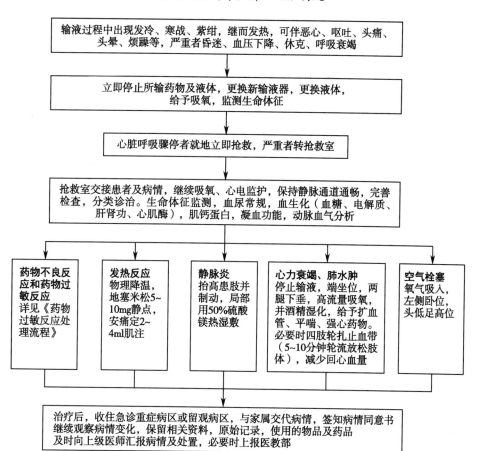

输液过程中出现发冷、寒战、紫绀,继而发热,可伴恶心、呕吐、头痛、头晕、烦躁等,严重者昏迷、血压下降、休克、呼吸衰竭

立即停止所输药物及液体,更换新输液器,更换液体,给予吸氧,监测生命体征

心脏呼吸骤停者就地立即抢救,严重者转抢救室

抢救室交接患者及病情,继续吸氧、心电监护,保持静脉通道通畅,完善检查,分类诊治。生命体征监测,血尿常规,血生化(血糖、电解质、肝肾功、心肌酶),肌钙蛋白,凝血功能,动脉血气分析

| 药物不良反应和药物过敏反应 | 发热反应 | 静脉炎 | 心力衰竭、肺水肿 | 空气栓塞 |

药物不良反应和药物过敏反应
详见《药物过敏反应处理流程》

发热反应
物理降温,地塞米松5~10mg静点,安痛定2~4ml肌注

静脉炎
抬高患肢并制动,局部用50%硫酸镁热湿敷

心力衰竭、肺水肿
停止输液,端坐位,两腿下垂,高流量吸氧,并酒精湿化,给予扩血管、平喘、强心药物。必要时四肢轮扎止血带(5~10分钟轮流放松肢体),减少回心血量

空气栓塞
氧气吸入,左侧卧位,头低足高位

治疗后,收住急诊重症病区或留观病区,与家属交代病情,签知病情同意书继续观察病情变化,保留相关资料,原始记录,使用的物品及药品及时向上级医师汇报病情及处置,必要时上报医教部

## 第四十五节 严重过敏急诊处置流程

*根据《急诊医学》(第2版)制定*

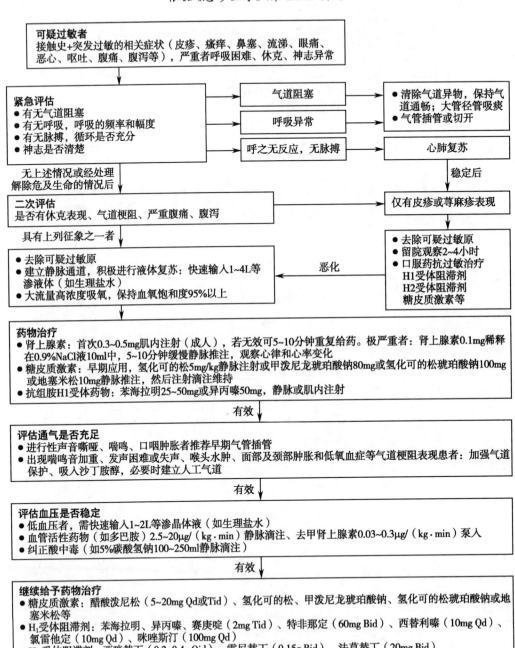

**可疑过敏者**
接触史+突发过敏的相关症状（皮疹、瘙痒、鼻塞、流涕、眼痛、恶心、呕吐、腹痛、腹泻等），严重者呼吸困难、休克、神志异常

**紧急评估**
- 有无气道阻塞
- 有无呼吸，呼吸的频率和幅度
- 有无脉搏，循环是否充分
- 神志是否清楚

→ 气道阻塞
→ 呼吸异常

- 清除气道异物，保持气道通畅；大管径管吸痰
- 气管插管或切开

→ 呼之无反应，无脉搏 → 心肺复苏

无上述情况或经处理解除危及生命的情况后 ↓ | 稳定后 ↓

**二次评估**
是否有休克表现、气道梗阻、严重腹痛、腹泻

**仅有皮疹或荨麻疹表现**

具有上列征象之一者 ↓

- 去除可疑过敏原
- 建立静脉通道，积极进行液体复苏：快速输入1~4L等渗液体（如生理盐水）
- 大流量高浓度吸氧，保持血氧饱和度95%以上

← 恶化

- 去除可疑过敏原
- 留院观察2~4小时
- 口服药抗过敏治疗 H1受体阻滞剂 H2受体阻滞剂 糖皮质激素等

**药物治疗**
- 肾上腺素：首次0.3~0.5mg肌内注射（成人），若无效可5~10分钟重复给药。极严重者：肾上腺素0.1mg稀释在0.9%NaCl液10ml中，5~10分钟缓慢静脉推注，观察心律和心率变化
- 糖皮质激素：早期应用，氢化可的松5mg/kg静脉注射或甲泼尼龙琥珀酸钠80mg或氢化可的松琥珀酸钠100mg或地塞米松10mg静脉推注，然后注射滴注维持
- 抗组胺H1受体药物：苯海拉明25~50mg或异丙嗪50mg，静脉或肌内注射

有效 ↓

**评估通气是否充足**
- 进行性声音嘶哑、喘鸣、口咽肿胀者推荐早期气管插管
- 出现喘鸣音加重、发声困难或失声、喉头水肿、面部及颈部肿胀和低氧血症等气道梗阻表现患者：加强气道保护、吸入沙丁胺醇，必要时建立人工气道

有效 ↓

**评估血压是否稳定**
- 低血压者，需快速输入1~2L等渗晶体液（如生理盐水）
- 血管活性药物（如多巴胺）2.5~20μg/（kg·min）静脉滴注、去甲肾上腺素0.03~0.3μg/（kg·min）泵入
- 纠正酸中毒（如5%碳酸氢钠100~250ml静脉滴注）

有效 ↓

**继续给予药物治疗**
- 糖皮质激素：醋酸泼尼松（5~20mg Qd或Tid）、氢化可的松、甲泼尼龙琥珀酸钠、氢化可的松琥珀酸钠或地塞米松等
- H₁受体阻滞剂：苯海拉明、异丙嗪、赛庚啶（2mg Tid）、特非那定（60mg Bid）、西替利嗪（10mg Qd）、氯雷他定（10mg Qd）、咪唑斯汀（100mg Qd）
- H₂受体阻滞剂：西咪替丁（0.2~0.4g Qid）、雷尼替丁（0.15g Bid）、法莫替丁（20mg Bid）
- β肾上腺素能药：支气管痉挛者吸入沙丁胺醇气雾剂
- 其他：10%葡萄糖酸钙10~20ml静脉注射；维生素C、氨茶碱、色甘酸钠（20mg Tid）等

有效 ↓

**留观24小时或入院**

# 第二章 常见急诊创伤处置流程

## 第一节 严重创伤急诊处置流程

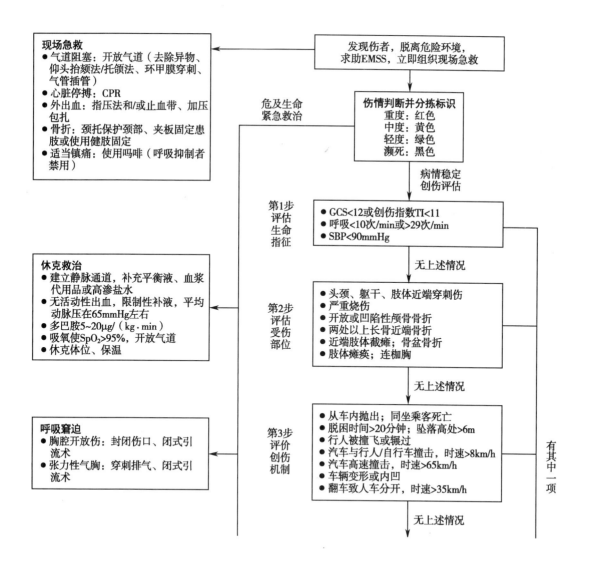

**现场急救**
- 气道阻塞：开放气道（去除异物、仰头抬颏法/托颌法、环甲膜穿刺、气管插管）
- 心脏停搏：CPR
- 外出血：指压法和/或止血带、加压包扎
- 骨折：颈托保护颈部、夹板固定患肢或使用健肢固定
- 适当镇痛：使用吗啡（呼吸抑制者禁用）

**休克救治**
- 建立静脉通道，补充平衡液、血浆代用品或高渗盐水
- 无活动性出血，限制性补液，平均动脉压在65mmHg左右
- 多巴胺5~20μg/（kg·min）
- 吸氧使SpO₂>95%，开放气道
- 休克体位、保温

**呼吸窘迫**
- 胸腔开放伤：封闭伤口、闭式引流术
- 张力性气胸：穿刺排气、闭式引流术

发现伤者，脱离危险环境，求助EMSS，立即组织现场急救

危及生命紧急救治

**伤情判断并分拣标识**
重度：红色
中度：黄色
轻度：绿色
濒死：黑色

病情稳定创伤评估

第1步评估生命指征
- GCS<12或创伤指数TI<11
- 呼吸<10次/min或>29次/min
- SBP<90mmHg

无上述情况

第2步评估受伤部位
- 头颈、躯干、肢体近端穿刺伤
- 严重烧伤
- 开放或凹陷性颅骨骨折
- 两处以上长骨近端骨折
- 近端肢体截瘫；骨盆骨折
- 肢体瘫痪；连枷胸

无上述情况

第3步评价创伤机制
- 从车内抛出；同坐乘客死亡
- 脱困时间>20分钟；坠落高处>6m
- 行人被撞飞或辗过
- 汽车与行人/自行车撞击，时速>8km/h
- 汽车高速撞击，时速>65km/h
- 车辆变形或内凹
- 翻车致人车分开，时速>35km/h

无上述情况

有其中一项

**伤口处理**
- 开放性颅脑伤：环形垫包扎
- 内脏脱出腹部伤：勿将脱出腹腔脏器还纳，无菌盐水纱布覆盖，包扎防污染
- 烧伤创面：冲洗包扎，防止污染

第4步评估伤员基础状况

- 年龄<5岁或>55岁
- 有心脏或呼吸系统疾病
- 孕妇；免疫功能不全者
- 凝血功能障碍或服抗凝药者
- 糖尿病患者，肝硬化，严重肥胖

无上述情况

继续观察评估伤情
联络相关医疗机构

立即转送医院或创伤中心

**医院急诊一般处理**
- 监测生命体征：体温、心率、呼吸、血压、SpO$_2$
- 血、尿、便常规，血型，配血，排查乙肝、HIV等传染病
- 肝肾功能、血糖、电解质、乳酸、凝血功能、血气分析
- X线检查、急诊超声，必要时CT
- 液体复苏第1个半小时补平衡液1 500ml，胶体液500ml
- 若Hct<0.25，Hb<60g/L，则输红细胞3~4单位
- 呼吸、循环支持，检查并清创伤口，抗生素预防感染
- 相关外科会诊，术前评估，必要时行损伤控制手术

**颅脑外伤**
- 头颅CT检查
- 颅内血肿、脑挫伤严重水肿，手术血肿清除，去骨瓣减压
- 非手术治疗：脱水降颅压，必要时止血药
- 维持水电解质、酸碱平衡
- 预防感染
- 营养支持

**胸部外伤**
- 胸部X线片或CT检查
- 气胸及血胸闭式引流
- 固定浮动的胸壁，必要时辅助呼吸
- 胸内开放伤、活动性出血、心包填塞应开胸探查
- 预防感染
- 营养支持

**腹部外伤**
- 腹部B超、X线片、CT检查
- 腹腔积液诊断性腹穿送检
- 腹腔脏器损伤者应开腹探查，胃肠减压
- 维持水电解质、酸碱平衡
- 预防感染
- 营养支持

**泌尿系损伤**
- B超、CT检查
- 肾挫伤者绝对卧床休息、止血、碱化尿液
- 肾、膀胱挫裂伤行手术修复
- 维持水电解质、酸碱平衡
- 预防感染
- 营养支持

**脊柱骨盆四肢外伤**
- X线片、CT检查
- 脊髓受压者急诊手术减压
- 骨盆骨折大出血骨盆固定，必要时介入血管造影止血术
- 直肠膀胱损伤尽早手术
- 病情稳定后骨折整复手术

EMSS急诊医疗服务系统
SpO$_2$指脉氧饱和度

# 第二节　休克急诊处置流程

迅速检查生命体征，了解病史，判断病情 → 呼吸、循环、意识障碍者，立即实施初级C、A、B

**休克诊断标准（需同时具备第一部分的1项和第二部分的2项）**
- 符合其中任一项：①收缩压<90mmHg；②脉压差<30mmHg；③原有高血压者收缩压较基础水平下降30%以上
- 符合其中任两项：①具有休克的诱因；②意识障碍；③脉搏>100次/min或不能触及；④四肢湿冷、胸骨部皮肤指压再充盈>2秒，皮肤花斑、黏膜苍白或发绀，尿量<0.5ml/kg/h或无尿

**急救措施**
- 监测项目：生命体征；血、尿、便常规；动脉血气分析；肝肾功能、血糖、电解质、血乳酸、淀粉酶、肌酸激酶；凝血功能；心肌酶谱、BNP；细菌学培养；血流动力学检测；心电图；X线胸片；急诊超声
- 休克体位，留置尿管，监测尿量；注意保暖
- 保持气道通畅，吸氧使血氧饱和度保持>95%，必要时气管插管、机械通气
- 建立静脉通道，液体复苏使CVP维持在8~12cmH$_2$O
- 纠正酸中毒、电解质紊乱，必要时给予5%碳酸氢钠100~250ml
- 血管活性药应用：经液体复苏血压仍不稳或休克症状未缓解，血压仍继续下降的严重休克
- 预防并发症和重要器官功能障碍

**病因诊治**
根据病史、症状及辅助检查进行休克病因诊断治疗

**低血容量性休克**
常见病因：创伤，消化道、胸腹腔出血，胃肠道液体丢失，脱水等。
急救处理：
- 外伤压迫止血，急诊手术；球囊压迫、内镜、血管介入止血；止血药
- 出血可控制情况下，成人补液量为失血量3倍，晶体液/胶体液为2~3:1，速度先快后慢，第1.5小时补平衡液1 500ml，胶体液500ml，维持收缩压≥80mmHg，可根据血压再补平衡液1 000ml；Hb<70g/L，补红细胞4U，补血浆400ml（不适用婴幼儿及儿童）

**感染性休克**
常见病因：各种感染，特别是G$^-$细菌
急救处理：
- 经验性广谱强效抗生素治疗（诊断后1小时内开始），清除感染源
- 积极液体复苏（6小时内目标）：①CVP达到8~12mmHg；②MAP≥65mmHg；③尿量>0.5ml/kg/h；④ScvO$_2$≥70%
- 若CVP达标而SaO$_2$未达标，应输红细胞悬液使Hct≥30%
- 必要时使用多巴酚丁胺[最大剂量20μg/（kg·min）]
- 血管活性药物使用去甲肾上腺素
- 若休克不能纠正，必要时使用激素

**过敏性休克**
- 切断致敏源
- 保护气道，呼吸支持
- 肾上腺素（1:1 000）：小儿0.01ml/kg/次，最大剂量0.33ml/次（1/3支）注射，必要时15分钟重复1次，一般不超过3次；成人首次0.5ml，皮下或肌内注射，酌情重复
- 氢化可的松5~10mg/kg，甲泼尼龙1~2mg/kg
- 苯海拉明25~50mg或异丙嗪50mg静脉注射或肌内注射
- 补晶体液10~20ml/kg

**心源性休克**
常见病因：AMI、心脏病终末期、恶性心律失常、肺栓塞等
急救处理：
- 纠正心律失常
- 多酚丁胺2.5~10μg/（kg·min），静脉滴注
- 限制补液；如合并低血容量，补胶体
- 必要时静脉溶栓、冠脉介入治疗（PCI）
- 必要时主动脉球囊反搏术

**神经源性休克**
- 立即肾上腺素0.5~1mg，皮下注射，必要时重复
- 液体复苏，使MAP≥65mmHg
- 剧痛可用吗啡、哌替啶等止痛
- 安眠药中毒所致者，迅速彻底洗胃，必要时进行血浆置换

## 第三节 颅脑外伤急诊处置流程

*根据《急诊医学》（第 2 版）制定*

车祸、爆炸、高处坠落等致头痛、出血、意识障碍

挂号进入抢救室

开放性伤口立即止血、加压包扎，保持呼吸道通畅，吸氧，心电监护，建立静脉通路，询问病史、体格检查，GCS评分，做好心肺复苏准备，包括除颤器、呼吸机

首次评估应保护颈、胸椎并在5~10分钟内完成

生命体征监测：T、HR、R、BP、$SpO_2$，动脉血气分析
血、尿常规；大便常规+隐血；血生化（肝肾功能、血糖、离子）；血凝全套；术前感染四项；血型及配血床旁ECG，病情允许时行X线片、CT、MRI及心脏超声
条件允许时伤后6小时、24小时复查头颅CT警惕迟发型脑出血

初步诊断，评估病情

交代病情、神经外科会诊

液体复苏，抗休克（必要时输血），降颅压防止脑疝，抗感染，开放性伤口予TAT，适当镇静，预防应激性溃疡，营养对症支持，脊髓损伤给予激素治疗

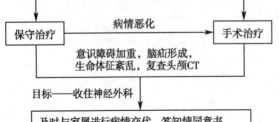

保守治疗 —— 病情恶化 —— 手术治疗

意识障碍加重，脑疝形成，
生命体征紊乱，复查头颅CT

目标——收住神经外科

及时与家属进行病情交代，签知情同意书
动态评估病情变化，及时复查相关化验及检查
及时向上级医生汇报病情，必要时汇报医教部

**高颅压降颅压措施**
- 控制气道防止低氧血症
- 适度的过度通气，维持$PCO_2$在30~35mmHg
- 镇静
- 焦虑烦躁和异常体位的患者给予神经–肌肉阻断药
- 甘露醇，不适于低血压患者
- 预防性使用苯妥英钠
- 容量复苏和防止低血压（收缩压<90mmHg）

# 第四节　颌面部损伤急诊处置流程

根据《急诊医学》（第 2 版）制定

车祸、爆炸、暴力等致颌面部疼痛、肿胀、出血、牙齿脱落等

挂号进入抢救室

开放性伤口立即压迫止血，伤口包扎，保持呼吸道通畅（必要时气管插管或气管切开），吸氧，心电监护，建立静脉通路，询问病史、体格检查，做好心肺复苏准备，包括除颤器、呼吸机

生命体征监测：T、HR、R、BP、SpO$_2$，动脉血气分析
血、尿常规；大便常规+隐血；血生化（肝肾功能、血糖、离子）；血凝全套；术前感染四项；血型及配血
床旁ECG，病情允许时行颌面X线片、颌面及头部CT及心脏超声

初步诊断，评估病情

交代病情　颌面外科、整形外科、耳鼻喉科会诊

昏迷患者警惕窒息及误吸（必要时气管插管或气管切开），液体复苏，补液（必要时输血），抗感染，开放性伤口予TAT，预防应激性溃疡，营养对症支持

目标——收住颌面外科、整形外科、耳鼻喉科

及时与家属进行病情交代，签知情同意书
动态评估病情变化，及时复查相关化验及检查
及时向上级医生汇报病情，必要时汇报医教部

## 第五节 颈部损伤急诊处置流程

根据《急诊医学》（第 2 版）制定

车祸、锐器、爆炸等致颈部疼痛、出血

挂号进入抢救室

开放性伤口立即止血、加压包扎，颈托固定，保持呼吸道通畅（必要时气管插管或气管切开），吸氧，心电监护，建立静脉通路，询问病史、体格检查，做好心肺复苏准备，包括除颤器、呼吸机

生命体征监测：T、HR、R、BP、$SpO_2$，动脉血气分析
血、尿常规；大便常规+隐血；血生化（肝肾功能、血糖、离子）；血凝全套；术前感染四项；血型及配血；床旁ECG，病情允许时行颈椎X线片、CT、MRI及心脏超声；如考虑颈部血管损伤，病情允许时完善颈部血管超声及颈部血管CTA

初步诊断，评估病情

交代病情，请普外、耳鼻喉、脊柱外科会诊

液体复苏，抗休克（必要时输血），抗感染，开放性伤口予TAT，颈部制动，预防应激性溃疡，营养对症支持，脊髓损伤给予激素治疗

目标——收住相关科室

及时与家属进行病情交代，签知情同意书
动态评估病情变化，及时复查相关化验及检查
及时向上级医生汇报病情，必要时汇报医教部

# 第六节  胸部损伤急诊处置流程

根据《急诊医学》(第2版)制定

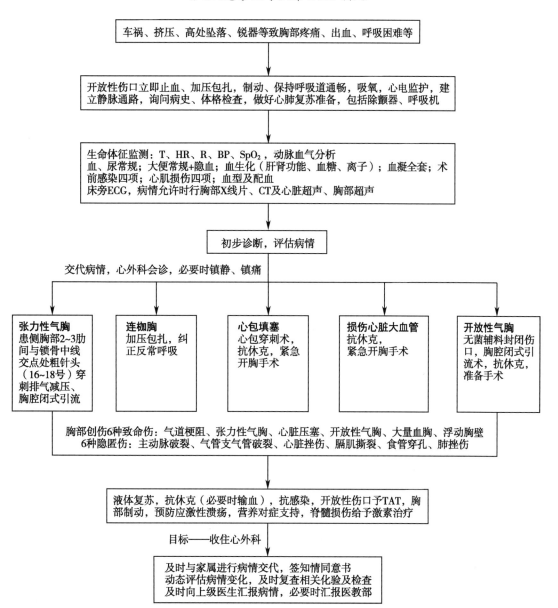

车祸、挤压、高处坠落、锐器等致胸部疼痛、出血、呼吸困难等

开放性伤口立即止血、加压包扎，制动、保持呼吸道通畅，吸氧，心电监护，建立静脉通路，询问病史、体格检查，做好心肺复苏准备，包括除颤器、呼吸机

生命体征监测：T、HR、R、BP、SpO$_2$，动脉血气分析
血、尿常规；大便常规+隐血；血生化（肝肾功能、血糖、离子）；血凝全套；术前感染四项；心肌损伤四项；血型及配血
床旁ECG，病情允许时行胸部X线片、CT及心脏超声、胸部超声

初步诊断，评估病情

交代病情，心外科会诊，必要时镇静、镇痛

**张力性气胸**
患侧胸部2~3肋间与锁骨中线交点处粗针头（16~18号）穿刺排气减压、胸腔闭式引流

**连枷胸**
加压包扎，纠正反常呼吸

**心包填塞**
心包穿刺术，抗休克，紧急开胸手术

**损伤心脏大血管**
抗休克，紧急开胸手术

**开放性气胸**
无菌辅料封闭伤口，胸腔闭式引流术，抗休克，准备手术

胸部创伤6种致命伤：气道梗阻、张力性气胸、心脏压塞、开放性气胸、大量血胸、浮动胸壁
6种隐匿伤：主动脉破裂、气管支气管破裂、心脏挫伤、膈肌撕裂、食管穿孔、肺挫伤

液体复苏，抗休克（必要时输血），抗感染，开放性伤口予TAT，胸部制动，预防应激性溃疡，营养对症支持，脊髓损伤给予激素治疗

目标——收住心外科

及时与家属进行病情交代，签知情同意书
动态评估病情变化，及时复查相关化验及检查
及时向上级医生汇报病情，必要时汇报医教部

## 第七节 腹部损伤急诊处置流程

根据《外科学》(第9版)制定

腹部外伤后腹痛、腹胀、面色苍白

↓

如有开放性伤口立即给予止血、伤口包扎
吸氧、心电监护，建立静脉通道
病史询问、体格检查
做好心肺复苏准备，包括除颤器

生命指征监测：T、HR、R、BP、床旁ECG、床旁腹部B超；条件允许下行腹部CT；必要时诊断性腹穿

血、尿常规；血生化（血糖、电解质、肝肾功能）；凝血功能；术前感染四项；血尿淀粉酶；动脉血气分析血型及配血

↓

初步诊断，评估病情

交代病情、请普外科会诊

↓

液体复苏，抗休克，输血
抗感染，开放伤口予TAT
制动，对症支持
禁食水
完善术前准备

↓

无休克或容易纠正的一过性休克，超声或CT提示脾裂伤比较局限，表浅，无其他腹腔脏器合并伤，严密观察患者生命体征，腹部体征，动态观察血细胞比容及影像学变化，选择非手术治疗

检查提示出血继续加重

↓

紧急手术治疗

目标——收住普外科

↓

及时与家属进行病情交代，签知情同意书
动态评估病情变化，及时复查相关化验及检查
及时向上级医生汇报情况，必要时汇报医教部

## 第八节 脾破裂急诊处置流程

根据《外科学》(第9版)制定

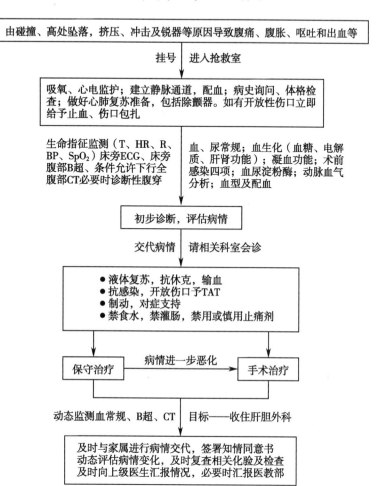

由碰撞、高处坠落，挤压、冲击及锐器等原因导致腹痛、腹胀、呕吐和出血等

挂号 进入抢救室

吸氧、心电监护；建立静脉通道，配血；病史询问、体格检查；做好心肺复苏准备，包括除颤器。如有开放性伤口立即给予止血、伤口包扎

生命指征监测（T、HR、R、BP、SpO₂）床旁ECG、床旁腹部B超、条件允许下行全腹部CT必要时诊断性腹穿

血、尿常规；血生化（血糖、电解质、肝肾功能）；凝血功能；术前感染四项；血尿淀粉酶；动脉血气分析；血型及配血

初步诊断，评估病情

交代病情 请相关科室会诊

● 液体复苏，抗休克，输血
● 抗感染，开放伤口予TAT
● 制动，对症支持
● 禁食水，禁灌肠，禁用或慎用止痛剂

保守治疗 ── 病情进一步恶化 ── 手术治疗

动态监测血常规、B超、CT 目标──收住肝胆外科

及时与家属进行病情交代，签署知情同意书
动态评估病情变化，及时复查相关化验及检查
及时向上级医生汇报情况，必要时汇报医教部

## 第九节 泌尿生殖系统损伤急诊处置流程

根据《外科学》(第9版)制定

外伤后出现腰部、腹部疼痛、包块、血尿、无尿

挂号,入急诊抢救室

吸氧,心电监护,建立静脉通道,询问病史,仔细查体,完善血、尿、便常规,血型、配血、术前感染四项,肝肾功能,电解质,凝血功能,血糖,血气分析,床边B超,开放性创面给予包扎、止血

生命体征平稳 ————— 生命体征不平稳

完善腹部X线片,腹部B超及腹部CT(首选),磁共振,静脉尿路造影,肾动脉造影,核素扫描

纠正休克,先晶后胶,晶体液/胶体液为2~3:1,如血红蛋白<70g/L,输浓红,凝血异常输血浆或冷沉淀

初步诊断,评估病情

联系泌尿外科会诊

非手术治疗 —— 病情加重 —— 手术治疗

- 绝对卧床2~4周,恢复后2~3个月不参加体力劳动
- 观察生命体征、血尿浓度、血红蛋白及血细胞比容变化,定期复查腹部B超或CT
- 补充血容量和热量,维持水、电解质平衡,保证足够的尿量
- 早期使用抗生素预防感染
- 止血、止痛、镇静治疗
- 介入科行肾动脉栓塞术

**肾损伤分级标准**
- I级:挫伤——镜下或肉眼血尿,泌尿系检查正常;血肿——包膜下血肿,无肾实质损伤
- II级:血肿——局限于腹膜后、肾区的肾周血肿;裂伤——肾实质裂伤、深度小于1cm,无尿外渗
- III级:裂伤——肾实质裂伤深超过1cm,无集合系统破裂或尿外渗
- IV级:裂伤——肾损伤贯穿肾皮质髓质和集合系统;血管损伤——肾动静脉主要分支损伤伴出血
- V级:裂伤——肾脏破裂;血管损伤——肾门血管撕裂、离断伴肾脏无血供

**手术指征**
- 开放性肾损伤
- 严重休克无法纠正者
- 血尿持续加重,血红蛋白及血细胞比容进行性下降
- 肾脏血肿进行性增大或血肿具有波动性时,肾造影发现肾不显影或伴有其他异常时
- 疑有腹内脏器损伤
- 肾碎裂伤和肾蒂损伤
- V级肾损伤推荐手术探查,IV级出现血流动力学不稳定应探查

# 第十节 四肢及脊柱创伤急诊处置流程

根据《外科学》(第9版)制定

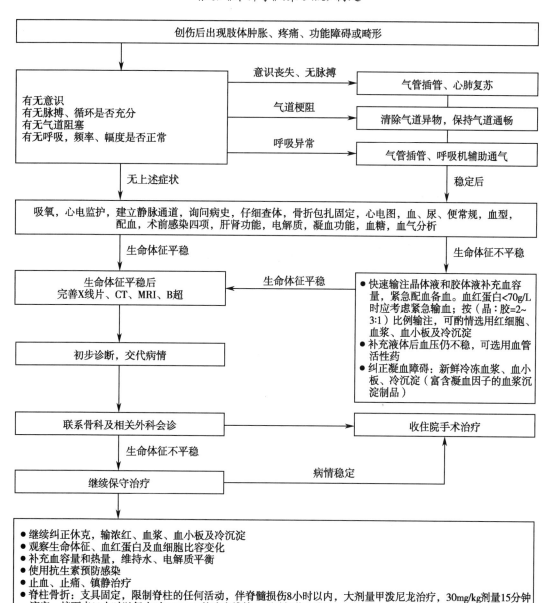

# 第十一节　血管损伤急诊处置流程

根据《外科学》(第9版)制定

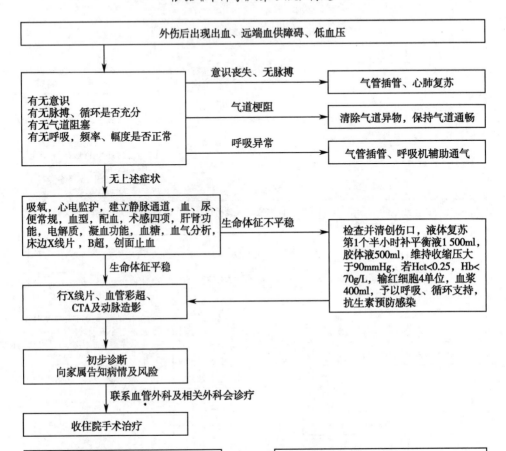

外伤后出现出血、远端血供障碍、低血压

有无意识
有无脉搏、循环是否充分
有无气道阻塞
有无呼吸，频率、幅度是否正常

意识丧失、无脉搏 → 气管插管、心肺复苏

气道梗阻 → 清除气道异物，保持气道通畅

呼吸异常 → 气管插管、呼吸机辅助通气

无上述症状

吸氧，心电监护，建立静脉通道，血、尿、便常规，血型，配血，术感四项，肝肾功能，电解质，凝血功能，血糖，血气分析，床边X线片，B超，创面止血

生命体征不平稳 → 检查并清创伤口，液体复苏第1个半小时补平衡液1 500ml，胶体液500ml，维持收缩压大于90mmHg，若Hct<0.25，Hb<70g/L，输红细胞4单位，血浆400ml，予以呼吸、循环支持，抗生素预防感染

生命体征平稳

行X线片、血管彩超、CTA及动脉造影

初步诊断
向家属告知病情及风险

联系血管外科及相关外科会诊疗

收住院手术治疗

**四肢出血止血方法**
● 加压包扎止血法
● 指压止血法：为短暂的应急措施
● 钳夹止血法
● 止血带止血法
　一快一慢：充气快，松气慢
　部位：上肢在上臂上1/3处，下肢在大腿上1/3或中下1/3的交界处
　时间：1小时左右，最长不超过3小时，每30~60分钟放松止血带
　不宜滥用，对于其他止血方法不能止血，而且危及会生命，可使用止血带

**手术指征**
● 肢体受伤部位趾(指)端脉搏减弱或消失
● 伤口活动性出血
● 快速增大的血肿或搏动性血肿
● 肢体远端有缺血征象：5P征
● 扪及震颤或闻及杂音

● 血管损伤手术一般应在6~8小时内进行
● 断指的保存：用无菌生理盐水浸泡过的纱布包裹后，密封在标本袋中，4℃冷藏或放在冰水中

# 第三章  急性中毒与理化因素损伤急诊处置流程

## 第一节  急性酒精中毒急诊处置流程

根据《实用内科学》(第15版)制定

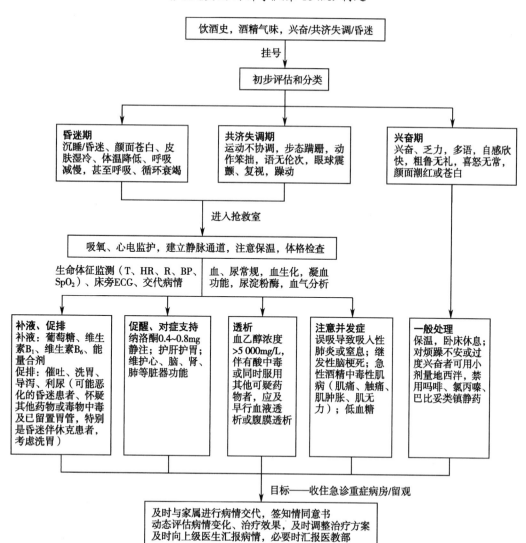

饮酒史,酒精气味,兴奋/共济失调/昏迷

挂号

初步评估和分类

**昏迷期**
沉睡/昏迷、颜面苍白、皮肤湿冷、体温降低、呼吸减慢,甚至呼吸、循环衰竭

**共济失调期**
运动不协调,步态蹒跚,动作笨拙,语无伦次,眼球震颤、复视,躁动

**兴奋期**
兴奋、乏力,多语,自感欣快,粗鲁无礼,喜怒无常,颜面潮红或苍白

进入抢救室

吸氧、心电监护,建立静脉通道,注意保温,体格检查

生命体征监测(T、HR、R、BP、$SpO_2$)、床旁ECG、交代病情

血、尿常规,血生化,凝血功能,尿淀粉酶,血气分析

**补液、促排**
补液:葡萄糖、维生素$B_1$、维生素$B_6$、能量合剂
促排:催吐、洗胃、导泻、利尿(可能恶化的昏迷患者、怀疑其他药物或毒物中毒及已留置胃管,特别是昏迷伴休克患者,考虑洗胃)

**促醒、对症支持**
纳洛酮0.4~0.8mg静注;护肝护胃;维护心、脑、肾、肺等脏器功能

**透析**
血乙醇浓度>5 000mg/L,伴有酸中毒或同时服用其他可疑药物者,应及早行血液透析或腹膜透析

**注意并发症**
误吸导致吸入性肺炎或窒息;继发性脑梗死;急性酒精中毒性肌病(肌痛、触痛、肌肿胀、肌无力);低血糖

**一般处理**
保温,卧床休息;对烦躁不安或过度兴奋者可用小剂量地西泮,禁用吗啡、氯丙嗪、巴比妥类镇静药

目标——收住急诊重症病房/留观

及时与家属进行病情交代,签知情同意书
动态评估病情变化、治疗效果,及时调整治疗方案
及时向上级医生汇报病情,必要时汇报医教部

## 第二节 急性一氧化碳中毒急诊处置流程

根据《急诊医学》(第2版)制定

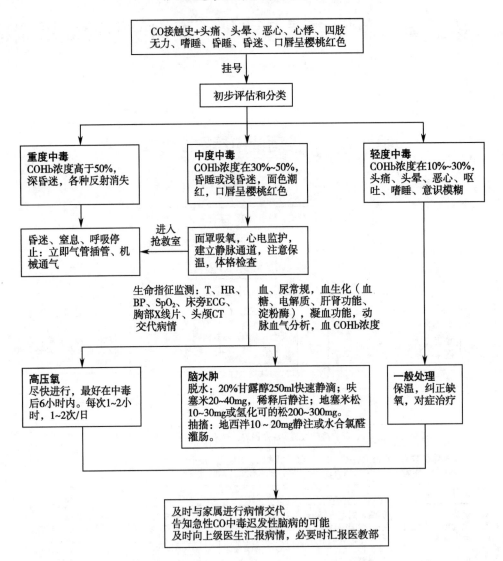

CO接触史+头痛、头晕、恶心、心悸、四肢无力、嗜睡、昏睡、昏迷、口唇呈樱桃红色

挂号

初步评估和分类

**重度中毒**
COHb浓度高于50%，深昏迷，各种反射消失

**中度中毒**
COHb浓度在30%~50%，昏睡或浅昏迷，面色潮红，口唇呈樱桃红色

**轻度中毒**
COHb浓度在10%~30%，头痛、头晕、恶心、呕吐、嗜睡、意识模糊

昏迷、窒息、呼吸停止：立即气管插管、机械通气

进入抢救室

面罩吸氧，心电监护，建立静脉通道，注意保温，体格检查

生命指征监测：T、HR、BP、SpO₂、床旁ECG、胸部X线片、头颅CT 交代病情

血、尿常规，血生化（血糖、电解质、肝肾功能、淀粉酶），凝血功能，动脉血气分析，血COHb浓度

**高压氧**
尽快进行，最好在中毒后6小时内。每次1~2小时，1~2次/日

**脑水肿**
脱水：20%甘露醇250ml快速静滴；呋塞米20~40mg，稀释后静注；地塞米松10~30mg或氢化可的松200~300mg。
抽搐：地西泮10~20mg静注或水合氯醛灌肠。

**一般处理**
保温，纠正缺氧，对症治疗

及时与家属进行病情交代
告知急性CO中毒迟发性脑病的可能
及时向上级医生汇报病情，必要时汇报医教部

# 第三节 急性镇静催眠药物中毒急诊处置流程

根据《急诊医学》(第2版)制定

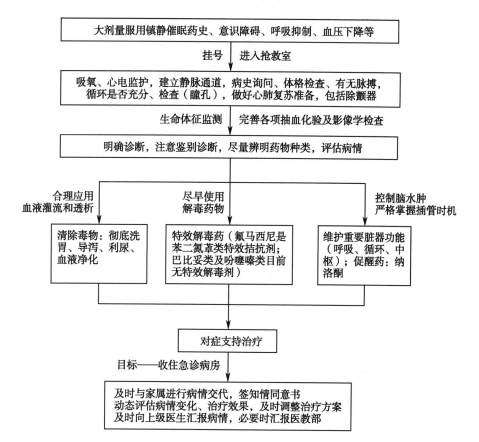

## 第四节　急性毒蘑菇中毒急诊处置流程

根据《急诊医学》(第 2 版)制定

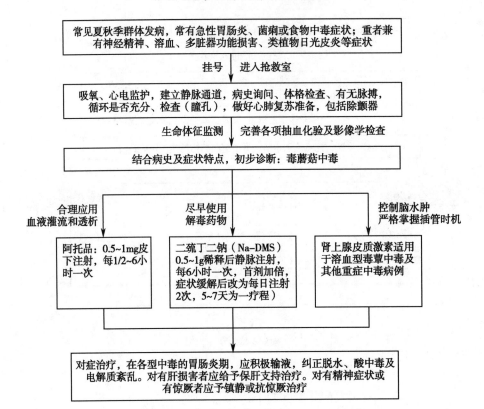

常见夏秋季群体发病，常有急性胃肠炎、菌痢或食物中毒症状；重者兼有神经精神、溶血、多脏器功能损害、类植物日光皮炎等症状

挂号　进入抢救室

吸氧、心电监护，建立静脉通道，病史询问、体格检查、有无脉搏，循环是否充分、检查（瞳孔），做好心肺复苏准备，包括除颤器

生命体征监测　完善各项抽血化验及影像学检查

结合病史及症状特点，初步诊断：毒蘑菇中毒

合理应用
血液灌流和透析

尽早使用
解毒药物

控制脑水肿
严格掌握插管时机

阿托品：0.5~1mg皮下注射，每1/2~6小时一次

二巯丁二钠（Na-DMS）0.5~1g稀释后静脉注射，每6小时一次，首剂加倍，症状缓解后改为每日注射2次，5~7天为一疗程）

肾上腺皮质激素适用于溶血型毒蕈中毒及其他重症中毒病例

对症治疗，在各型中毒的胃肠炎期，应积极输液，纠正脱水、酸中毒及电解质紊乱。对有肝损害者应给予保肝支持治疗。对有精神症状或有惊厥者应予镇静或抗惊厥治疗

# 第五节 急性亚硝酸盐中毒急诊处置流程

根据《实用内科学》(第15版)制定

---

皮肤黏膜呈蓝灰、蓝褐或蓝黑色。胸闷、气短,呼吸困难,呼吸急促,头痛、头晕、心率加快、恶心、呕吐、腹痛、腹泻、烦躁不安,抽搐或昏迷。近期有饱食青菜、短期腌制菜类或服毒病史

挂号 │ 进入抢救室

立即给予吸氧、心电监护,建立静脉通路,做好心肺复苏准备,包括除颤器

监测生命体征(T、HR、R、 │ 血、尿常规,血生化,心损三项,
BP、SpO$_2$)、床旁ECG │ 血凝全套,高铁血红蛋白,血液紫黑色

初步临床诊断

交代病情 │ 催吐、洗胃(1:5 000高锰
│ 酸钾溶液)、导泻并灌肠

亚甲蓝1~2mg/kg,加入50%葡萄糖注射液40ml静脉注射(必要时可于两小时后重复使用,直至高铁血红蛋白血症消失)(≤260mg/d)

高渗葡萄糖和大剂量维生素C、 │ 必要时应用呼吸兴奋剂,
辅酶A等,可加强亚甲蓝的疗效 │ 有心律失常时纠正心律失常

及时处理休克,纠正酸中毒、抽搐、心律失常、呼吸衰竭等。待病情平稳后,给予能量合剂、维生素C等对症支持治疗

目标——收住急诊重症病房/留观

及时与家属进行病情交代,签知情同意书
动态评估病情变化、治疗效果,及时调整治疗方案
及时向上级医生汇报病情,必要时汇报医教部

# 第六节 百草枯中毒急诊处置流程

根据《急性百草枯中毒诊治专家共识》制定

---

**临床诊断成立**
- 百草枯农药服用、接触或注射史
- 有口服的证据（空瓶、残留物）
- 临床症状（口腔烧灼感，口腔、食管粘膜糜烂溃疡，恶心，呕吐，腹痛，腹泻，甚至呕血便血，头晕、头痛，抽搐、昏迷，血尿，胸闷、气短、呼吸困难）

↓ 挂号进入抢救室，紧急评估生命体征

- 有无脉搏，循环是否稳定
- 有无呼吸，呼吸频率和程度
- 有无气道阻塞
- 有无意识不清

↓ 无上述情况或经治疗后生命体征平稳

- 初步诊断入室10分钟内完成，同时告知病情危重并签字
- 卧床，头偏向一侧，口于最低位避免误吸
- 保持呼吸道通畅，建立静脉通道，不吸氧（除非$PaO_2<40mmHg$需辅助通气），生命体征监测
- 抽血检查：血常规，肝肾功能，电解质，凝血系列，心肌酶谱，心损系列，血糖等（有条件时行血、尿百草枯浓度检测）

↓ 阻止毒物吸收

- 立即洗胃：清水/肥皂水或1%~2%碳酸氢钠溶液，一般不少于5L，直到无色无味
- 吸附剂灌胃：15%漂白土溶液（成人1 000ml，儿童15ml/kg），活性炭（成人100g，儿童2g/kg）
- 导泻：20%甘露醇250ml，硫酸镁60g，可连续口服漂白土或活性炭2~3天
- 清洗：有百草枯皮肤接触者立即脱去衣物，清水彻底清洗皮肤和毛发

---

**促进毒物排出**
- 血液净化：HP或HP+HD，尽早，中毒后2~4小时开始，可反复
- 补液利尿：适当补液联合速尿静脉注射维持尿量1~2ml/kg/h

**药物防治肺损伤**
- 糖皮质激素联合环磷酰胺：早期、适量、适当疗程，甲泼尼龙15mg/kg/h，环磷酰胺10~15mg/kg/h
- 抗氧化剂：维生素C、维生素E、依达拉奉、谷胱甘肽
- 其他药物：沐舒坦、血必净、乌司他丁、普萘洛尔

**支持对症处理**
- 疼痛症状明显者镇痛
- 限制吸氧
- 消化道烧伤严重者禁食，营养支持
- 防治感染使用肾毒性小的抗生素

↓ 上述治疗无效

- 向家属交代病情及百草枯中毒进展规律
- 及时向上级医师汇报病情，必要时汇报医教部

→ 转急诊监护室 →

转急诊重症监护室 →

**最终结局**
- 轻型：百草枯摄入量<20mg/kg，多能够完全恢复
- 中重型：百草枯摄入量20~40mg/kg，多数2~3周死于呼吸衰竭
- 暴发型：百草枯摄入量>40mg/kg，极少存活

# 第七节　急性有机磷农药中毒急诊处置流程

根据《急性有机磷农药中毒诊治临床专家共识》制定

有机磷农药接触史+呼出气有大蒜味、瞳孔缩小、流涎、大汗、气道分泌物增多、肌纤维颤动、意识障碍

↓ 挂号进入抢救室，紧急评估生命体征

- 有无脉搏，循环是否稳定
- 有无呼吸，呼吸频率和程度
- 有无气道阻塞
- 有无意识不清

↓ 无上述情况或经治疗后生命体征平稳

- 初步诊断入室10分钟内完成，同时告知病情危重并签字
- 卧床，头偏向一侧，口于最低位避免误吸
- 保持呼吸道通畅，建立静脉通道，生命体征监测
- 抽血检查：血常规，肝肾功能，电解质，凝血系列，心肌酶谱，心损系列，血糖等（有条件时行全血胆碱酯酶活力）

↓ 阻止毒物吸收

- 立即洗胃：温清水、2%碳酸氢钠或1:5 000高锰酸钾溶液，直到无色无味
- 吸附剂：活性炭每次50~100g（肠梗阻是给予活性炭禁忌症）
- 导泻：20%甘露醇250ml，硫酸钠15~30g，硫酸镁20~30g或复方聚乙二醇电解质散
- 清洗：有机磷皮肤接触者立即脱去衣物，清水彻底清洗皮肤和毛发

**复能剂**
氯解磷定：一般肌肉注射，首次剂量轻度中毒0.5~1.0g；中度中毒1.0~2.0g；重度中毒1.5~3.0g，随后以0.5~1.0g每2小时1次，疗程3~5天，严重病例可适当延长用药时间

**抗胆碱能药**
阿托品：一般静脉注射，轻度中毒首剂2~4mg，维持0.5mg每4~6小时1次；中度中毒首剂4~10mg，维持0.5~1mg每2~4小时1次；重度中毒首剂10~20mg，维持0.5~1.0mg每1~2小时1次（把握早期、适量、反复、个体化原则，避免阿托品中毒）

**其他治疗**
- 血液净化：首选血液灌流
- 脂肪乳剂：减轻肺、肝损伤
- 支持对症治疗：预防肺水肿、脑水肿，防治感染、氧疗、呼吸功能支持，营养支持，脏器功能支持

↓ 上述治疗无效　　　　　　　　↓ 转急诊重症监护室

- 核实诊断正确性
- 向家属交代病情
- 及时向上级医师汇报病情，必要时汇报医教部

→ 转急诊监护室 →

**出院标准**
- 临床症状、体征消失，停药2~3天后无复发
- 精神、食欲正常
- 全血胆碱酯酶活力达50%~60%
- 无心脏、肝脏、肾脏、胰腺等脏器的严重并发症

# 第八节　急性鼠药中毒急诊处置流程

根据《急诊医学》(第 2 版)制定

口服鼠药史+恶心、呕吐、全身阵发性强直抽搐、心律失常、
呼吸困难、全身出血倾向、意识障碍

挂号　进入抢救室

**紧急评估**
- 有无气道阻塞
- 有无呼吸，呼吸的频率和程度
- 有无脉搏，循环是否稳定
- 神志是否清楚

无上述情况或经处理解除危及生命情况后

- 初步诊断入室10分钟内完成，同时告之病情危重并签字
- 卧床，头偏向一侧，口于最低位避免误吸
- 保持呼吸道通畅，建立静脉通道，吸氧、保持血氧饱和度95%以上，监护心电、血压、脉搏及呼吸
- 控制抽搐是抢救成功的关键：可给地西泮首剂10mg，以后可静脉泵入维持镇静；或苯巴比妥0.1g肌注，q6~8小时或泵入
- 抽血检测：肝肾功，电解质，血、尿常规，凝血系列，血糖，心肌酶谱，心损系列等（有条件可检测出有关毒物）
- 脱去衣物，清水洗受染皮肤、毛发
- 洗胃或催吐（入室15分钟内即开始）：清水反复洗胃至无异味
- 导泻：20%甘露醇250ml或50%硫酸镁60ml（磷化锌中毒禁用）灌胃

进一步治疗：特效解毒药的应用，补液等
对症支持治疗，必要时血液净化

- **抗凝血杀鼠剂**：特效解毒剂为维生素$K_1$：15~600mg/d，持续30~60天。重症患者可输注新鲜血，冰冻血浆，冷沉淀等
- **毒鼠强中毒（四甲基二砜四胺）**：无特效解毒剂，重点实施胃肠道去污染和控制癫痫发作。及时催吐、洗胃，给予活性炭治疗，二巯基丙磺酸钠或大剂量维生素$B_6$可能有效
- **氟乙酰胺中毒**：特效解毒剂为解氟灵（乙酰胺）：2.5~5g，肌注，2~4次/d，维持5~7天。重症可5~10g首剂
- **磷化锌中毒**：禁用硫酸镁导泻，禁用解磷定解毒，禁食含脂类饮食；无特效解毒药。尽早用0.1%~0.2%硫酸铜或1:50 000高锰酸钾溶剂彻底洗胃或洗胃后经胃管注入少量液体石蜡。硫酸钠20~30g导泻
- **安妥中毒**：无特效解毒药，关键是及时用1:50 000高锰酸钾溶剂彻底洗胃，可用10%硫代硫酸钠20~50ml静注，2~3次/d或谷胱甘肽0.3~0.6g静注，可降低药物毒性
- **灭鼠优中毒**：特效解毒剂为烟酰胺：首先缓慢静脉推注烟酰胺500mg，然后每4小时给予一次100~200mg的静脉烟酰胺，持续48小时
- **对症支持药物**：保护心、脑、肝的药物，预防肺水肿，保护胃黏膜药物，大量维生素C，纠正电解质，能量补给等

及时与家属进行病情交代，签知情同意书
及时向上级医生汇报病情，必要时汇报医教部

# 第九节　中暑急诊处置流程

根据《急诊与灾难医学》(第 3 版)制定

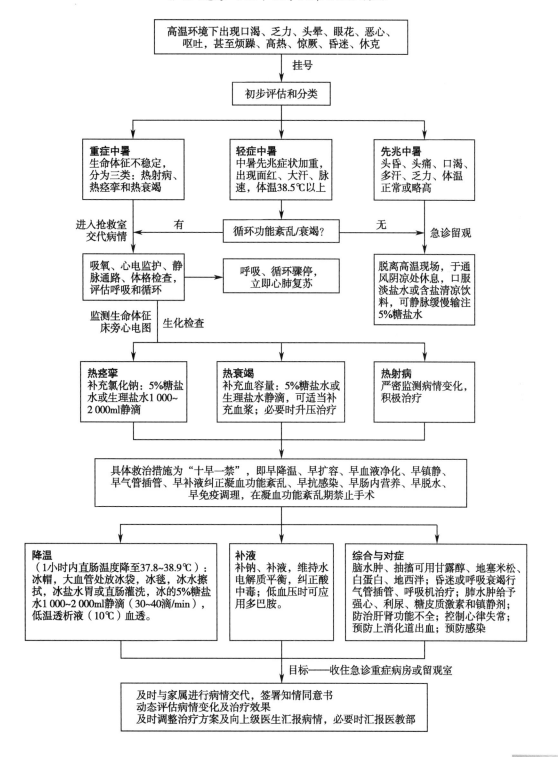

高温环境下出现口渴、乏力、头晕、眼花、恶心、呕吐，甚至烦躁、高热、惊厥、昏迷、休克

挂号

初步评估和分类

**重症中暑**
生命体征不稳定，分为三类：热射病、热痉挛和热衰竭

**轻症中暑**
中暑先兆症状加重，出现面红、大汗、脉速，体温38.5℃以上

**先兆中暑**
头昏、头痛、口渴、多汗、乏力、体温正常或略高

进入抢救室交代病情　　有　　循环功能紊乱/衰竭?　　无　　急诊留观

吸氧、心电监护、静脉通路、体格检查，评估呼吸和循环

呼吸、循环骤停，立即心肺复苏

脱离高温现场，于通风阴凉处休息，口服淡盐水或含盐清凉饮料，可静脉缓慢输注5%糖盐水

监测生命体征
床旁心电图　　生化检查

**热痉挛**
补充氯化钠：5%糖盐水或生理盐水1 000~2 000ml静滴

**热衰竭**
补充血容量：5%糖盐水或生理盐水静滴，可适当补充血浆；必要时升压治疗

**热射病**
严密监测病情变化，积极治疗

具体救治措施为"十早一禁"，即早降温、早扩容、早血液净化、早镇静、早气管插管、早补液纠正凝血功能紊乱、早抗感染、早肠内营养、早脱水、早免疫调理，在凝血功能紊乱期禁止手术

**降温**
（1小时内直肠温度降至37.8~38.9℃）：冰帽，大血管处放冰袋，冰毯，冰水擦拭，冰盐水胃或直肠灌洗，冰的5%糖盐水1 000~2 000ml静滴（30~40滴/min），低温透析液（10℃）血透。

**补液**
补钠、补液，维持水电解质平衡，纠正酸中毒；低血压时可应用多巴胺。

**综合与对症**
脑水肿、抽搐可用甘露醇、地塞米松、白蛋白、地西泮；昏迷或呼吸衰竭行气管插管、呼吸机治疗；肺水肿给予强心、利尿、糖皮质激素和镇静剂；防治肝肾功能不全；控制心律失常；预防上消化道出血；预防感染

目标——收住急诊重症病房或留观室

及时与家属进行病情交代，签署知情同意书
动态评估病情变化及治疗效果
及时调整治疗方案及向上级医生汇报病情，必要时汇报医教部

# 第十节　淹溺急诊处置流程

根据《中华急诊医学杂志淹溺急救专家共识》（2016年）制定

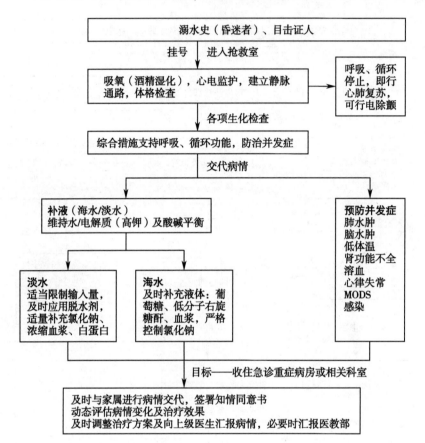

## 第十一节　烧烫伤急诊处置流程

根据《急诊与灾难医学》(人民卫生出版社,2018年)制定

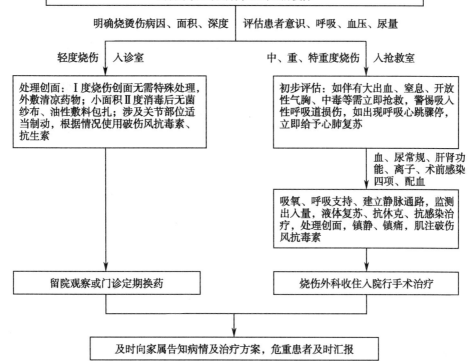

烧烫伤现场救治:迅速脱离热源,脱去烧烫伤衣物,保护创面,医院就诊
出现呼吸心跳骤停,立即心肺复苏

明确烧烫伤病因、面积、深度　　评估患者意识、呼吸、血压、尿量

轻度烧伤　入诊室　　　　中、重、特重度烧伤　入抢救室

处理创面:Ⅰ度烧伤创面无需特殊处理,外敷清凉药物;小面积Ⅱ度消毒后无菌纱布、油性敷料包扎;涉及关节部位适当制动,根据情况使用破伤风抗毒素、抗生素

初步评估:如伴有大出血、窒息、开放性气胸、中毒等需立即抢救,警惕吸入性呼吸道损伤,如出现呼吸心跳骤停,立即给予心肺复苏

血、尿常规、肝肾功能、离子、术前感染四项、配血

吸氧、呼吸支持、建立静脉通路,监测出入量,液体复苏、抗休克、抗感染治疗,处理创面,镇静、镇痛,肌注破伤风抗毒素

留院观察或门诊定期换药　　　烧伤外科收住入院行手术治疗

及时向家属告知病情及治疗方案,危重患者及时汇报

- 注意患者呼吸情况,如存在气道损伤,必要时给予气管切开处理,呼吸机支持通气。喘鸣症状是立即气管切开的指征
- 烧伤患者注意液体复苏,避免出现低血容量性休克:应用林格氏液、生理盐水、葡萄糖及胶体(血液制品最佳)
- 创面处理:烧伤清除术、创面覆盖物应用,环状焦痂切开减压术、植皮术
- 抗感染治疗,积极防治烧伤脓毒症
- 足够的能量支持(尽早给予肠内营养)

# 第十二节　电击伤急诊处置流程

*根据《急诊与灾难医学》(第3版)制定*

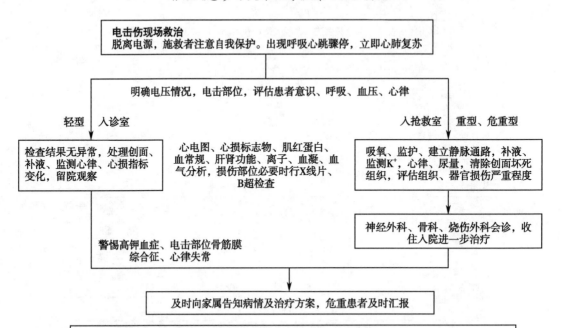

- 电击伤可能存在隐匿性损伤，注意伤者可能存在多重损伤的可能
- 找到电击伤出入口，创面特点皮肤损伤小，深部组织损伤中，警惕血管损伤、气胸、空腔脏器穿孔、骨折、间隙综合征发生，神经系统、肌肉损伤（可致高钾血症）
- 入室治疗：液体复苏、碱化尿液、清理创面、保护重要脏器、预防严重并发症

## 第十三节 蜂蜇伤急诊处置流程

根据《急诊与灾难医学》(第3版)制定

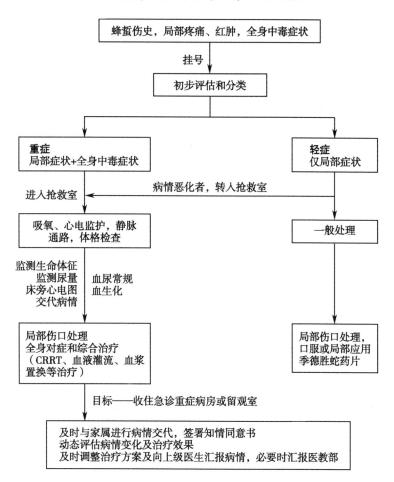

## 第十四节 蛇咬伤急诊处置流程

根据《中华急诊医学杂志蛇伤救治专家共识》(2018年)制定

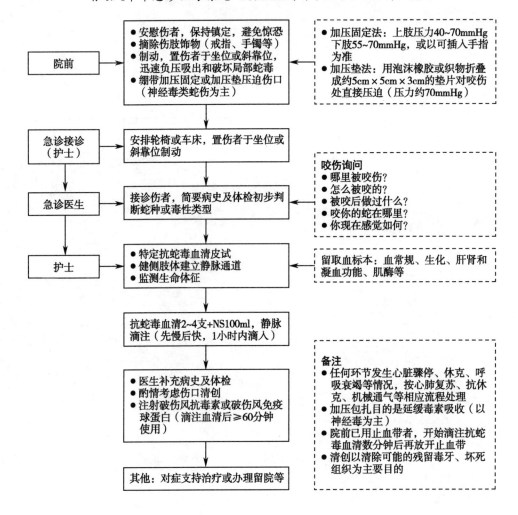

院前
- 安慰伤者，保持镇定，避免惊恐
- 摘除伤肢饰物（戒指、手镯等）
- 制动，置伤者于坐位或斜靠位，迅速负压吸出和破坏局部蛇毒
- 绷带加压固定或加压垫压迫伤口（神经毒类蛇伤为主）

- 加压固定法：上肢压力40~70mmHg下肢55~70mmHg，或以可插入手指为准
- 加压垫法：用泡沫橡胶或织物折叠成约5cm×5cm×3cm的垫片对咬伤处直接压迫（压力约70mmHg）

急诊接诊（护士）
安排轮椅或车床，置伤者于坐位或斜靠位制动

急诊医生
接诊伤者，简要病史及体检初步判断蛇种或毒性类型

咬伤询问
- 哪里被咬伤？
- 怎么被咬的？
- 被咬后做过什么？
- 咬你的蛇在哪里？
- 你现在感觉如何？

护士
- 特定抗蛇毒血清皮试
- 健侧肢体建立静脉通道
- 监测生命体征

留取血标本：血常规、生化、肝肾和凝血功能、肌酶等

抗蛇毒血清2~4支+NS100ml，静脉滴注（先慢后快，1小时内滴入）

- 医生补充病史及体检
- 酌情考虑伤口清创
- 注射破伤风抗毒素或破伤风免疫球蛋白（滴注血清后≥60分钟使用）

备注
- 任何环节发生心脏骤停、休克、呼吸衰竭等情况，按心肺复苏、抗休克、机械通气等相应流程处理
- 加压包扎目的是延缓毒素吸收（以神经毒为主）
- 院前已用止血带者，开始滴注抗蛇毒血清数分钟后再放开止血带
- 清创以清除可能的残留毒牙、坏死组织为主要目的

其他：对症支持治疗或办理留院等

# 第四章　常用急诊急救技术

## 第一节　电除颤与电复律

### 一、电除颤

#### (一) 定义

电除颤是将一定强度的电流通过心脏,使全部心肌在瞬间除极,然后心脏自律性的最高起搏点(通常是窦房结)重新主导心脏节律。心室颤动时心脏电活动已无心动周期,除颤可在任何时间放电。

#### (二) 适应证

1. 心室颤动或心室扑动。

2. 无脉性室速,即室速的频率极快,伴有颈动脉搏动消失。

#### (三) 能量选择

对心室颤动 / 无脉性室速患者,均选用双相波除颤器 120～200J(或单相波除颤器 360J)。

### 二、电复律

#### (一) 定义

在严重快速型心律失常时,用额定短暂高压强电流通过心脏,使全部或大部分心肌细胞在瞬间同时除极,造成心脏短暂的电活动停止,然后由最高自律性的起搏点(通常为窦房结)重新主导心脏节律的治疗过程。包括同步电复律和非同步电复律,同步电复律是通过心电图上的 R 波触发同步放电,电脉冲发放落在 R 波降支即心室绝对不应期中,使心肌除极,避免诱发室颤。

#### (二) 适应证与能量选择

1. 室性心动过速　100J 的能量可使 90% 以上的室速转复。

2. 室上性心动过速　多数可药物终止,少数采用电转复,能量一般选择 50～100J。

3. 心房扑动　是药物治疗最困难的快速心律失常,一般首选电转复,低能量电转复的成功率较高,一般从 25J 开始,用至 50J 可使 95% 的心房扑动转为窦性心律。

4. 心房颤动　伴有血流动力学不稳定可选用 100～200J,一般 200J 能量可使 95% 的房颤终止,恢复窦性心律。尤其是预激综合征合并心室率极快的房颤时,应首先电转复。

(以上能量选择均是单相波除颤器,双相波除颤能量约为单相波的 1/3～1/2 为宜。)

### （三）电除颤与电复律的注意事项

1. 电极位置应准确，一般采用将电极板置于患者右侧上胸壁锁骨正下方和左侧乳头外下方，电极板面要涂以导电糊，也可用盐水纱布包裹电极板。

2. 经再次核实是同步还是非同步。

3. 确认所有工作人员没有接触病床和患者。

4. 电除颤成功或不成功，均应立即心脏按压2分钟，根据情况应用肾上腺素、胺碘酮等，然后进行下一次除颤。

5. 电复律时如患者意识清楚，应给予地西泮10～30mg静脉注射。

6. 电复律时出现心室颤动，应立即电除颤。

7. 电复律后，可出现各种心律失常，多为一过性，但高能量电击可导致严重室性心律失常，应予以注意。

# 第二节 简易呼吸器的使用

简易人工呼吸器又称人工呼吸器或加压给氧气囊，是进行辅助通气的简易装置，适用于急救场合、呼吸机临时替代、病员转运需要提供氧流量的情况。其优点是使用方便、易于携带、可随意调节、无需电源和动力装置，有无氧源均可。使用目的是增加或辅助患者的通气、改善患者气体交换功能、纠正患者低氧血症，缓解患者缺氧状态，为抢救生命争取时间。

## 一、组成

简易人工呼吸器由加压面罩、呼吸囊（球体）、储氧袋及吸氧装置组成。阀门：鸭嘴阀（单向阀）、压力安全阀、出气阀、进气阀（垫片、接头、进气阀座）、储氧阀、储氧安全阀、呼气阀。其中氧气储气阀及氧气储气袋必须与外接氧气组合，如未接氧气时应将两组件取下。

## 二、工作原理

1. 挤压球体时，产生正压将进气阀关闭，内部气体强制性推动鸭嘴阀打开，并堵住气阀，球体内气体即由鸭嘴阀中心送入患者。

2. 将被挤压的球体松开，鸭嘴阀即刻向上推，并处于闭合状态，以使患者呼出的气体由出气阀放出。

3. 进气阀受到球体松开所产生的负压，将进气阀打开，储氧袋内的氧气送入球体，直至球体完全恢复到挤压前的状态。

4. 为避免过高的氧气流量及过低挤压次数而造成球体及储氧袋内压力过高，特设计储氧安全阀释放出过高的气体，保持低压氧供应，保障患者安全。

## 三、操作步骤

1. 发现患者呼吸微弱或呼吸暂停时，即取平卧位、去枕头后仰。

2. 清除口腔及鼻腔的分泌物，取下义齿及可见的异物。

3. 准备：呼吸球囊，检查各配件性能并连接，开口器，口咽管，吸痰管。

4. 施救者站在患者头后方，并托牢下颌骨使其向上，为防止舌后坠可放入口咽通气道，保持呼吸道通畅。

5. E-C 技术。将面罩固定于患者面部（拇指和示指成 C 形），同时用该手其余三指托举下颌骨骨性部分（这三个手指组成 E 状）。动作要轻柔但不要有漏气，以免影响通气效果。

6. 用另一只手规律性地挤压球体送入肺内，频率：成人 12～15 次 /min，儿童 14～20 次 /min。潮气量：单手操作 400～600ml，双手操作 800～1 000ml。

7. 施救中应注意患者是否处于正常通气中。

（1）注意患者胸部上升与下降是否随着球体而起伏。

（2）经面罩透明部分观察患者的嘴唇与面部颜色的变化。

（3）经透明盖观察鸭嘴阀是否正常送气。

（4）在呼气时观察面罩内是否成雾状。

8. 施救中随时观察生命体征的变化，抢救成功后，安慰患者，整理用物。不成功立即行气管插管，必要时接呼吸机辅助呼吸。

## 四、注意事项

1. 使用简易呼吸器容易发生的问题是由于活瓣漏气，使患者得不到有效通气，所以要定时检查、测试、维修及保养，保持最佳的备用状态。

2. 选择合适的面罩，以取得最佳的效果。面罩固定时不可漏气，同时避免损伤患者皮肤黏膜。

3. 挤压呼吸囊时，压力不可过大，约挤压呼吸囊的 1/3～2/3 为宜，切不可时大时小时快时慢，以免损伤肺组织，造成呼吸中枢紊乱，影响呼吸功能恢复。吸呼时间比成人一般为 1～1.5∶2。

4. 发现患者有自主呼吸时，应按患者的呼吸动作加以辅助，以免影响患者的自主呼吸。

5. 对清醒患者做好心理护理，解释应用呼吸器的目的和意义，缓解紧张情绪，使其主动配合，并边挤压呼吸囊，边指导患者"吸……""呼……"

6. 操作中单向阀如果受到呕吐物等的污染，应自患者处移开并取下加以清洗，用力挤压球体数次，将积物清除干净，将单向阀取下用清水清洗干净。

7. 使用后应严格消毒，所有部件保持干燥，检查无损害后，依次组装。简易呼吸器应由专人保养。

# 第三节　口咽通气道的使用

## 一、适应证

1. 浅昏迷，自主呼吸尚可，不需要气管插管手法开放气道能达到通畅气道。

2. 呼吸道梗阻的患者。

3. 癫痫发作或痉挛性抽搐时保护舌、齿免受损伤。

4. 口、咽、喉分泌物增多时，便于吸引。

5. 同时有气管插管时，防止插管被咬闭。

## 二、口咽通气道的结构

通常由橡胶或塑料制成。包括翼缘、牙垫部分、咽弯曲部三个部分。随着型号的增大，其形状和长度逐渐增加，以适应不同年龄和不同体型的患者。一般要求口咽通气道应有足够的宽度，以能接触上颌和下颌的2～3颗牙齿为最佳，所需长度大约相当于从门齿至耳垂或下颌角的距离。当口咽通气道处于正确位置时，其全长应位于唇部与咽部之间，近端位于两唇和上下牙齿之间，远端位于舌和咽后壁之间。

## 三、口咽通气道型号的选择

目前使用的口咽通气管有两种形状，一种是"S"形，另一种呈"?"形。口咽通气管有多种型号，大小不等，在使用时要因患者具体情况选择合适的型号，合适的口咽管应该是：口咽通气道末端位于会厌上分，将舌体下压，将舌根与口咽后壁分开，支撑舌腭弓及悬雍垂，维持咽部到声门的气道通畅。因此较为安全的选择方法是：宁长勿短，宁大勿小，因为口咽气道太短舌仍可能在口咽水平阻塞气道，但也不能太长，太长可达到咽喉部接触会厌，堵塞会咽部。

## 四、口咽通气道的插入方法

1. 正向插入法

（1）选择合适的口咽通气道。跟患者做好解释工作。

（2）放平床头，协助患者取平卧位、头后仰，使上呼吸道三轴线（口、咽、喉）尽量一致走向。

（3）对于清醒患者，嘱其张口，放置压舌板于舌根部，提起舌离开咽后壁，将口咽通气道放入口腔，直至末端突出门齿1～2cm，此时口咽通气道前端即将到达口咽部后壁。对于意识不清者，操作者用一手的拇指与示指交叉，将患者的上唇齿和下唇齿分开，另一手将口咽通气道从后臼齿处插入。

（4）辅助护士双手托起患者下颌，使舌离开咽后壁。

（5）将双拇指放在口咽通气道的翼缘上，向下推送大约2cm，直至口咽通气道的翼缘到达唇齿之间，此时口咽通气道正好位于舌根后部。

（6）放下下颌骨髁部，使颞颌关节退回。

（7）测试人工气道是否通畅：以手掌放于通气管外侧，于呼气期感觉是否有气流呼出，或以少许棉絮放于通气管外口，看其在呼吸中的运动幅度。此外，还应观察胸壁运动幅度和听诊双肺呼吸音。

（8）检查口腔，以防止舌或唇夹置于牙和口咽通气道之间。

（9）用弹性固定带固定在唇部，以防移位或者脱出，但应注意不要封住通气管的开口处。

2. 反向插入法 将通气道的凹面面向腭部插入口腔，当前端通过悬雍垂，接近咽后壁时，将其旋转180°，旋转成正位后，口咽通气道的末端距离门齿大约为2cm，然后双手托下颌，并用双手的拇指向下推送口咽通气道至合适的位置。

## 五、护理

妥善固定防止脱落,保持口腔清洁,做好口腔护理及时吸痰,保持呼吸道通畅,进行氧疗,加强呼吸道湿化。

## 六、注意事项

1. 使用原则　掌握正确的使用方法,对吸痰效果影响较大。口咽通气道必须伸到舌根部才能开放气道,因此选择适宜的型号至关重要。选择原则是宁大勿小,当口咽通气道位置正确而且型号合适时,其咽弯曲段正好位于舌根后,管腔的前端位于会厌上方附近。

2. 放置技巧　对于清醒患者,如不配合张口,切勿急于强行插入或撤除,一定要耐心说服取得合作。操作中要重视与患者的交流,按照正确步骤放置,吸痰时注意鼓励患者做咳痰动作。对于意识不清的患者,将压舌板从臼齿处放入助其张口,操作时注意动作轻柔、准确,如果置管失败,应将口咽通气道先弹回使之到达舌根后部。放置成功后,妥善固定好,以免脱出。

3. 喉头水肿、气管内异物、哮喘、咽反射亢进等患者禁用口咽通气管,口腔内门前四颗牙具有折断或脱落危险的患者,一般情况禁用,如需置入可采取侧卧位放置口咽通气管,以防牙齿脱落掉入咽腔吸入气管内引起窒息。

4. 口咽通气管可致血压升高,心率增快,故伴有心脑血管疾病的患者不适合长时间使用。

5. 对于神志清醒患者　应鼓励咳嗽并训练其进行有效的咳痰,痰液黏稠不易咳出者,应加强湿化。

6. 重视心理护理。

## 七、并发症

1. 创伤性并发症　悬雍垂损伤、牙损伤(折断、脱落)、唇损伤、咽部溃疡。
2. 误吸。
3. 生命体征的应激性反应。
4. 橡胶通气道引起的过敏反应。

# 第四节　气管内插管术

气管内插管是临床抢救中非常重要且行之有效的技术,是心肺复苏过程中的关键措施,是心跳呼吸骤停抢救成功的保证。气管插管是建立人工通气道的最可靠方法,其作用有:①任何体位下均能保持呼吸通畅;②便于呼吸道管理及进行辅助或控制呼吸;③减少无效腔和降低呼吸道阻力从而增加有效气体交换量;④便于清除气管支气管分泌物或脓血;⑤防止呕吐或反流导致误吸窒息的危险;⑥便于气管内给药。

## 一、适应证

1. 呼吸心脏骤停或窒息。

2．呼吸衰竭　任何原因所致的低氧血症及二氧化碳滞留，吸入 50% 氧后（$FiO_2=0.5$），$PaO_2<60mmHg$ 或 $PaCO_2>50mmHg$ 时。

3．任何原因引起的自主呼吸障碍，如感染性多发性神经根炎、延髓性麻痹、脊髓灰质炎、重症肌无力等。

4．任何原因引起的呼吸保护反射（咳嗽、吞咽反射）迟钝或消失，如溺水、中毒、外伤、电击、反复惊厥发作、癫痫持续状态所引起的昏迷等。

5．气道梗阻。

6．严重的气道感染造成气道分泌物过多、过于黏稠或气管内液态异物吸入，需做气道冲洗时。

## 二、禁忌证

1．急性喉头水肿、气道炎症、烧灼伤异物存留者。

2．咽喉部血肿或脓肿。

3．胸主动脉瘤压迫或侵蚀气管壁、颈椎骨折脱位者。

4．严重出血倾向。

## 三、操作方法

通常分为经口明视插管法、经鼻插管法、以中心静脉导丝引导插管法。急诊最常用的为经口明视插管法。

经口明视插管法的操作方法：

1．体位　仰卧位，头略向后仰，使口、咽部和气管呈一直线。注意有否假牙。操作者站于患者头侧。

2．右手拇指与示指用力撑开下颌，或以右手小指及无名指将下颌向上托起，用拇指将下颌撑开。

3．左手持喉镜自患者右侧口角置入，轻柔地将舌推向左侧，同时前置镜片，可见到悬雍垂，再稍前进镜片置入咽部，可见到会厌。

4．稍前进镜片使其远端伸入舌根与会厌咽面间的会厌谷，再上提喉镜，显露声门。

5．右手将气管导管从右侧送入口咽部，在声门开放时轻轻插入气管内，导管进入声门后将引导铜丝取出，然后轻轻前进数厘米。

6．置牙垫于磨牙间，推出喉镜，用胶布将气管导管和牙垫一并固定。

7．将气管导管囊内充气，并接复苏器、呼吸机进行通气，同时以听诊器听两侧呼吸音是否相等，两侧呼吸音相等说明插管成功。如左侧未闻及呼吸音则可能导管插入过深，已进入右侧支气管。应在听诊监测下将导管拔出，经数分钟纯氧过度通气后重新插入。

若患者肌肉紧张，解剖异常发生插管困难时，或特殊困难的病例可将气管导管套入纤维喉镜、纤维支气管镜外，然后作纤维喉镜或纤维支气管镜检查。当纤维喉镜或纤维支气管镜进入后便将气管导管送入气管内，然后取出纤维喉镜或纤维支气管镜。

## 四、注意事项

1．插管前应给患者吸入纯氧数分钟。

2. 确定气管导管插入深度，通常成人门齿至气管隆突距离 22～23cm，插管深度以隆突上 1～2cm 为最佳位置。

3. 检查患者牙齿是否松动或有无义齿，如有义齿应事先取出并妥善保存。

4. 上提喉镜时将着力点始终放在喉镜片的顶端，严禁以上门齿作支点用力。

5. 插管时动作要轻柔。

6. 根据患者年龄、性别、体格选择合适的气管导管，并检查导管气囊是否漏气。

7. 插管完成后，要确定导管插入深度，并判断是否误插入食管。如有条件插管后立即行床边 X 线摄影，以确定导管位置。

## 五、拔管指征

1. 所有需要插管的指征消除，即气管分泌物明显减少，患者意识恢复，吞咽、咳嗽反射良好，在吸入 30% 氧的情况下血气基本正常。

2. 当间歇指令通气（SIMV）的频率<10 次 /min，压力型呼吸机的气道峰压<18mmHg，吸入 30% 氧时血氧及二氧化碳分压能维持在可接受水平。

## 六、拔管方法

1. 充分吸引咽部及气管内的分泌物及胃内容物。

2. 以纯氧过度通气 10 分钟。

3. 如使用带气囊导管，应先将气囊内的气体放出。

4. 拔管时在呼气相将导管拔除或用复苏器使呼吸道内保持正压，以便拔管后第一次呼吸是呼出气体而避免咽部分泌物吸入。

5. 拔管应尽量在白天进行，以便观察病情及处理发生的并发症。

## 七、拔管后护理

1. 在重症监护室继续观察至少 24 小时。

2. 拔管后 4 小时内禁食水，因为此时声门功能及气道反射功能尚不健全。

3. 禁止使用镇静剂，故在拔管后如有烦躁可能是缺氧的表现。

4. 拔管后并发症有创伤、气管塌陷、气道梗阻、喉痉挛、喉水肿、声带麻痹、与上呼吸道梗阻有关的肺水肿。

## 第五节 气管切开术

气管切开术是指在气管前壁造口，以建立人工气道的手术，对于各种原因引起呼吸道梗阻如喉头水肿、呼吸困难及各种原因引起呼吸衰竭或呼吸停止，需进行人工呼吸，且估计病情短期难以恢复或气管插管时间过长，均应行气管切开术。

## 一、常规气管切开术

### （一）适应证

1. 上呼吸道阻塞　呼吸道异物，白喉，急性咽喉炎等感染，创伤、血管神经水肿，口咽部肿瘤，颈部手术或放疗瘢痕挛缩等各种原因引起的上呼吸道阻塞。

2. 下呼吸道分泌物潴留　颅脑外伤，颅脑或周围神经疾患，意识丧失，分泌物聚集等导致的下呼吸道分泌物潴留。

3. 中枢或外周性呼吸抑制　脑炎、脊髓炎等感染、中毒、高热、颅内压过高，脑疝，重症肌无力等引起的中枢或外周性呼吸抑制。

4. 心肺功能不全　重度肺心病，肺功能差的患者。

5. 长时间机械通气　提供稳定气道，避免喉损伤，便于气管内给药，提高患者舒适度。

6. 预防性气管切开　颅脑、头面部严重外伤、水肿、吸入性损伤以及口腔颌面部和鼻咽喉头颈部大手术前，为了保持术后呼吸道通畅，可预防性气管切开。

### （二）操作方法

1. 体位　患者取仰卧位，肩下垫高，头后仰，颈部伸直并保持正中位，使气管向前突出；不能仰卧者，取半坐位或坐位，但肩下仍需垫高，头向后仰伸。若头后仰伸使呼吸困难加重，可先将头稍前屈，作切开后再后仰。

2. 用碘酒、酒精常规消毒，铺无菌巾，检查切开包内器械，选择适当大小的气管套管并检查气囊是否漏气。

3. 以2%利多卡因行局部麻醉。

4. 术者用左手拇指、中指固定喉部，示指按喉结以定中线。自环状软骨下缘至胸骨上切迹稍上作颈前正中切口，切开皮肤、皮下组织及颈浅筋膜，用止血钳自白线处分离两侧胸骨舌骨肌及胸骨甲状肌，并将肌肉均匀拉向两侧，暴露气管。将气管前筋膜稍分离，气管环即清晰可见。用空针穿刺可抽到气体即可确认气管。

5. 用尖刀于第2～3气管环正中自下向上挑开前壁。注意刀尖不宜过深，以避免损伤气管后壁及食管壁。

6. 气管切开后立即用中弯血管钳撑开，插入气管套管，迅速取出管芯，并立即抽吸气道分泌物。

7. 检查伤口有无活动性出血，并予以处理。固定气管套管，气囊充气，皮肤切口上端缝合1～2针，覆以纱布保护伤口。

### （三）气管切开禁忌证

1. 婴幼儿　婴幼儿的解剖特殊性增加了手术风险，因此是经皮扩张技术的绝对禁忌。

2. 头部不能充分后仰等患者　气管切开术需要患者头部后仰，这种体位不适合驼背及有潜在颈椎损伤的患者。

3. 颈部短粗的肥胖患者　此类患者不易定位解剖标志，且可能伴有其他心肺问题。

### （四）气管切开的时机

长时间经喉插管可压迫喉或气管，导致喉部缺血、溃疡、黏膜损伤和肉芽形成，最终继发喉或气管狭窄。

以下患者可能需要早期行气管切开术：

重型颅脑损伤昏迷患者：此类患者多伴低氧血症，治疗原则是早期改善脑缺氧，从而降低死亡率；

大面积烧伤或吸入性损伤等导致的Ⅲ～Ⅳ度喉梗阻患者：吸入性肺损伤的粘膜水肿进展快，有突发呼吸困难、梗阻以及窒息风险，因此宜在患者血氧饱和度等未出现明显改变前尽早行气管切开术。

### （五）气管切开术并发症

1. 皮下气肿　最常见，多发生于颈部，也可延及面部、胸腹部甚至会阴部。其症状是局部肿胀，发生于颈部时颈部变粗，触之有握雪感。发生原因多为术中软组织分离过多、气管切开过大及伤口缝合太紧等，吸气时气体经切口进入颈部软组织而发生皮下气肿。也可由纵隔气肿蔓延至颈部。应注意皮下气肿常与纵隔气肿及气胸同时发生。气管切开后套管通畅，患者呼吸困难仍不能缓解者，应及时拍胸部 X 线片，根据病情予以适当的治疗。皮下气肿一般不需要特殊治疗。因伤口缝线过紧引起的，应拆除缝线并开放气口。轻度皮下气肿一般可在一周左右自行吸收。

2. 气胸　左侧胸膜顶较高，以儿童为甚。若手术分离偏向左侧，位置较低，易伤及胸膜顶引起气胸。若发生双侧胸膜顶均损伤，形成双侧气胸，患者可立即死亡。气胸的症状比较明显，如呼吸困难、胸廓运动减退、听诊呼吸音低、叩诊呈鼓音、心浊音界向对侧偏移。拍 X 线片检查可明确诊断。轻度气胸可密切观察。张力性气胸应立即用较粗针头作胸腔穿刺抽气或行胸腔闭式引流。

3. 纵隔气肿　小儿较常见。多因剥离气管前筋膜过多所致。重度呼吸困难并有咳嗽者更易发生。若纵隔的壁层胸膜破裂，则可由纵隔气肿转为气胸。纵隔气肿的轻重有很大差别。轻者症状不明显，一般均有胸痛。重者呼吸短促，听诊心音低而远，叩诊心浊音界不明。X 线片检查显示纵隔影像变宽，侧位像可见心与胸壁之间的组织内有条状空气阴影。轻度纵隔气肿无须治疗。气肿严重有纵隔压迫症并影响呼吸循环时应实施减压术，将气体放出。

4. 出血　可分为术后早期出血及中后期出血。早期出血，多由手术止血不充分引起。多发生于颈前静脉及甲状腺峡部。在阻塞性呼吸困难者，因静脉回流不良，血管怒张容易出血。少量出血可局部压迫止血。出血多者要重新打开伤口止血，要防止血液流入呼吸道引起窒息。应用抗凝药物者应在停药 24 小时后再行手术为宜。中期出血，多发生于手术后 6～10 天，亦有发生于手术后一月至数月者。少量出血多由创口感染或肉芽组织增生所致。但有时少量出血也可能是致命性大出血的先兆。致命性大出血多数是由于气管套管远端压迫损伤气管前壁及无名动脉壁，加之感染致无名动脉糜烂破溃，而致大出血。如发生大出血可先用带气囊的气管插管经口插入，使气囊充气。吸出气管内血液及分泌物，保持呼吸道通畅。再用手指及敷料压迫出血处暂时止血。同时移入手术室，请胸外科协助劈开胸骨，显示纵隔，小心寻找无名动脉破裂处，予以缝合并用附近组织加固缝合。

5. 喉和气管狭窄　多因切口过高，损伤环状软骨，术后感染，肉芽组织增生等原因引起，造口周围气管狭窄一般很难避免，若无明显症状无需处理。

6. 窒息或呼吸骤停　此时应用人工呼吸，给予氧和二氧化碳的混合气体吸入，注射兴奋剂及纠正酸中毒。

7. 急性肺水肿　多因气管切开后，肺内压力骤降，肺内毛细血管通透性增高所致。

8. 肺感染及肺不张。

9. 气管食管瘘　多发生于术后 2～10 周内。主要症状为进食时食物或反流物经瘘进入气管内引起吞咽性咳嗽。如从气管内抽吸的分泌物内有食物残渣，应高度怀疑气管食管瘘。轻者更换短气管套管，下鼻饲管，加强营养。重者需行手术缝合及肌肉修补术。

10. 拔管困难　多因发生气管狭窄。

11. 顽固性气管皮肤瘘管。

12. 损伤甲状腺。

### （六）气管切开术后护理

1. 应有专人护理　因患者术后失去发音功能，遇到病情突变常可发生意外。

2. 体位　常用仰卧位。并经常帮助患者翻身拍背。

3. 定期清洗内管，以防分泌物干涸于管内壁阻塞呼吸，一般每2～3小时清洗一次，6～7天更换一次气管套管。

4. 拔管前必须先堵管，确保呼吸道通畅，咳嗽反射良好，吞咽功能正常，肺功能正常。堵管采用逐渐堵管法，先用橡皮塞堵住气管套管口1/2，24小时无呼吸困难，改堵套管口2/3～3/4，最后堵全管。堵全管48小时后患者活动、睡眠均无呼吸困难即可拔管。拔管后用蝶形胶带将切口两侧皮肤向中线拉拢并固定。一般不需缝合，1～2个月后多自愈。气管切开术后至少五天以上方能考虑拔管，以防皮下气肿及纵隔气肿。

## 二、经皮气管切开术

经皮气管切开术是一种全新的微创伤操作方式，它提供一种比传统手术更容易、更快捷地插入气切套管的操作方式。

### （一）器械

解剖刀；14G套管针；10ml注射器；带引导器的导丝；皮肤扩张器；带导丝通路的扩张钳；气切套管和带孔的内芯。

### （二）操作步骤

1. 检查气切套管的球囊是否漏气，测试导丝能否顺利通过扩张钳和气切套管内芯。

2. 体位同传统气管切开术。

3. 定位　在第一、二气管环之间或第二、三气管环之间切开。

4. 插管前吸纯氧并监测血氧饱和度、心电图和血压，充分吸痰。如有气管插管先将球囊放气，将气管插管撤放到喉入口处，并重新充气封闭气道。

5. 皮肤消毒，铺无菌巾。

6. 在选择的插入部位，做一水平或垂直切口，长约1.5～2.0cm。

7. 用带有生理盐水注射器的套管针沿中线穿刺抽取空气后，确认进入气道，留置套管，取出针和注射器。

8. 将带导丝的引导器插入套管，推进导丝进入约10cm，然后取下套管，将导丝留于原位。

9. 用扩张器沿导丝扩张软组织和气管。

10. 取下扩张器，用扩张钳将组织扩张到可容纳气管切开套管后，取出扩张钳。

11. 沿导丝送入气管切开套管，取出套管内芯和导丝。吸痰、球囊充气、固定套管。

12. 听诊，胸部拍片，确认套管位置。

### （三）禁忌证

紧急状态；儿童；气管切开部位有感染；局部有恶性肿瘤；不能确定解剖学位置；甲状腺肿大；有出血倾向。

## 第六节　环甲膜穿刺术

环甲膜穿刺是一种紧急气道处理的重要手段。

### （一）适应证

1. 急性上呼吸道梗阻，喉源性呼吸困难，头面部严重外伤气管插管有禁忌或病情紧急来不及行气管插管术的患者。

2. 患者牙关紧闭，无法行气管插管，而时间紧迫，来不及气管切开者。

3. 颈部畸形的窒息患者，无法暴露声门完成插管，以及无法摆放手术体位，气管切开困难者。

4. 颈部外伤，气管插管或切开需移动患者头部，有可能加重病情者。

5. 基层医院条件设备或技术有限，不能行气管插管和气管切开手术者。

### （二）操作方法

1. 体位　患者取仰卧位，头后仰，充分暴露颈前区，摸清环甲膜位置，选取环甲膜中间隙做穿刺点。

2. 用碘酒、酒精常规消毒，利多卡因做局部麻醉（紧急情况可不用）。

3. 取出环甲膜穿刺针，用一手捏好注射器，另一手示指在颈部中线中段触到环状软骨，用拇指及中指固定两侧皮肤，将注射器与颈部呈 90° 角度刺入皮肤，穿刺后改变进针角度为 60°，有落空感后回抽注射器有无空气以确定是否在气管内，有空气后拔出注射器芯杆，固定穿刺针，从针尾给氧或简易呼吸气囊给氧，辅助呼吸。

### （三）并发症

1. 出血　对于凝血功能障碍患者慎用。

2. 食管穿孔　食管位于气管后侧，若穿刺用力过大过猛，或没掌握好进针深度，可能穿破食管，形成食管气管瘘。

3. 皮下或纵隔气肿。

### （四）优点

1. 不需要复杂和高档的仪器设备，可由一名医生独立完成，紧急情况下可在数秒内完成，节省人力、时间。

2. 准确性好，成功率高，效果可靠。

3. 操作时间短，可迅速缓解呼吸困难，安全可靠。

4. 由于针头前端尖利，不需要切开皮肤，故出血危险性减少。

5. 环甲膜穿刺创口小，减少了感染发生的几率。

6. 对患者体位无特别要求，对不能平卧的患者可采用半卧位或坐位。

## 第七节　深静脉穿刺术

深静脉穿刺术是危重病急救中最常用的操作技术之一。深静脉指近心端的大血管，临床较常用的有三条途径：颈内静脉、锁骨下静脉、股静脉。

### （一）适应证

监测中心静脉压（CVP）。

快速补液、输血或给予血管活性药物。

胃肠外营养。

插入肺动脉导管。

进行血液净化，如血液透析、滤过或血浆置换。

使用可导致周围静脉硬化的药物。

无法穿刺外周静脉以建立静脉通路。

特殊用途，如心导管检查、安装心脏起搏器。

### （二）禁忌证

出血倾向（禁忌行锁骨下静脉穿刺）。

局部皮肤感染（选择其他穿刺部位）。

胸廓畸形或有严重肺部疾患如肺气肿等，禁忌行锁骨下静脉穿刺。

### （三）术前准备

置管前明确适应证，检查患者的凝血功能，对清醒患者，应取得患者的配合，并予以适当镇静。备好除颤仪及有关的急救药品。

准备穿刺器具：包括消毒物品深静脉穿刺包、穿刺针、引导丝、扩张管、深静脉导管、缝合针等，局麻药物及肝素生理盐水（生理盐水 100ml+肝素 6 250U）。

### （四）颈内静脉穿刺置管操作步骤

患者取仰卧位，头低 15°～30° 体位，保持静脉充盈，减少空气栓塞的危险性，头转向对侧。

颈部皮肤消毒，术者穿无菌手术衣及手套，铺无菌单，显露胸骨上切记、锁骨、胸锁乳突肌侧缘和下颌骨下缘。

确定穿刺点：常选中间或后侧径路，中间径路位于胸锁乳突肌胸骨头、锁骨头和锁骨形成的三角顶点，环状软骨水平定位，距锁骨上 3～4 横指以上。后侧径路定位于胸锁乳突肌锁骨头后缘，锁骨上 5cm 或颈浅静脉于胸锁乳突肌交点的上方。

确定穿刺点后局部浸入麻醉颈动脉外侧皮肤及深部组织，并试穿颈内静脉，确定穿刺方向及深度。

左手扪及颈动脉，中间径路穿刺时针尖指向胸锁关节下后方，针体与胸锁乳突肌锁骨头内侧缘平行，针轴与额平面呈 45°～60° 角，如能摸清颈动脉搏动，则按颈动脉平行方向穿刺。后侧径路穿刺时针尖对准胸骨上切记，紧贴胸锁乳突肌腹面，针轴与矢状面及水平面呈 45° 角，深度不超过 5～7cm。穿刺针进入皮肤后保持负压，直至回抽出静脉血。

穿入引导丝，拔出穿刺针，扩皮，沿引导丝插入导管（成人置管深度一般为 13～15cm），拔出引导丝，用肝素盐水注射器试抽，抽出回血后，注入 2～3ml 肝素生理盐水，拧上肝素帽。

将导管固定处与皮肤缝合固定，敷料覆盖。

### （五）锁骨下静脉穿刺置管操作步骤

患者去枕仰卧位，肩部垫高，头低 15°～30° 体位，头转向对侧。

锁骨中下部皮肤消毒，铺无菌单，检查导管完好性，用肝素盐水冲洗各腔检查通透性并封闭。

确定穿刺点，常用锁骨下径路。锁骨下径路穿刺点定位于锁骨中、内 1/3 端交界处下方

1～1.5cm 处。

局部浸润麻醉锁骨中下方皮肤及深部组织,右手持针,针体与胸壁皮肤的夹角小于 15°,左手示指放在胸骨上凹处定向,穿刺针进入皮肤后保持负压,针尖指向内侧稍上方,确定穿刺针触及锁骨骨膜后,保持穿刺针紧贴锁骨后,对准胸骨柄上切记进针,直至回抽出静脉血,一般进针 3～5cm。如果以此方向进针已达 4～5cm 仍无回血时,不可再向前进针,以免损伤锁骨下动脉。可徐徐向后退针,退针过程中抽到回血,说明已穿透锁骨下静脉。如无回血,可将针尖测到皮下后改变方向,使针尖指向甲状软骨以同样方法徐徐进针,往往可以成功。

置管步骤同颈内静脉置管步骤。

### (六)股静脉穿刺置管步骤

患者下肢轻度外展,膝关节稍弯曲。

腹股沟韧带上、下部皮肤消毒,铺无菌单。检查导管完好性,用肝素盐水冲洗各腔检查通透性并封闭。

确定穿刺点,穿刺点定位在腹股沟韧带中点下方 2～3cm,股动脉搏动的内侧 0.5～1cm。

确定穿刺点后局部浸润麻醉腹股沟下股动脉搏动内侧皮肤及深部组织,可用穿刺针试穿,确定穿刺方向及深度。

穿刺针体与皮肤呈 30°～45° 角,针尖对准对侧耳进针,穿刺方向与股动脉平行,进入皮肤后穿刺针保持负压,直至回抽出静脉血。

置管步骤同颈内静脉置管步骤。

## 第八节　胸腔穿刺术

胸腔穿刺术的目的是明确胸腔内有无气体、血液或其他积液,并明确气胸的压力、积液的性状;抽液和抽气可减轻对肺脏的压迫,促使其膨胀;也可穿刺给药等。在急诊,胸腔穿刺术是各种原因特别是胸外伤所致血、气胸常用的诊断和治疗手段。

### 一、适应证

1. 创伤性血、气胸张力性气胸、自发性气胸等穿刺抽液(气),以减轻肺组织压迫。
2. 急性脓胸,抽吸排脓,治疗胸腔感染,并做病原学检查。
3. 诊断性穿刺抽液,以确定胸膜腔积液性质。

### 二、禁忌证

无绝对禁忌证。应用抗凝剂或凝血机制障碍有出血倾向者慎用;血小板计数 $<50×10^9$/L 者,应在操作前先输血小板。穿刺部位有炎症、肿瘤,患有严重肺结核、大咯血为相对禁忌证。

### 三、方法

1. 胸腔抽液时患者为坐位,面向椅背,两前臂置于椅背上,前额伏于前臂上。不能起床者可半坐卧位，患侧前臂上举抱于枕部。胸腔抽气患者取仰卧位，手臂抱头，根据 X 线胸片选择最佳进针位置，通常在第 2 前肋间锁骨中线偏外侧处，或在腋前线第 4～5 肋间。

2．胸腔抽液穿刺点选在胸部叩诊实音最明显部位，常取肩胛线或腋后线第 7～8 肋间；也可选腋中线第 6～7 肋间或腋前线第 5 肋间为穿刺点。包裹性积液可结合 X 线或超声检查确定，穿刺点用蘸有甲紫的棉签在皮肤上做标记。

3．常规消毒皮肤，戴无菌手套，覆盖消毒洞巾。

4．用 2% 利多卡因于下一肋骨上缘（腋中线以后穿刺）或肋间隙中央（前胸壁穿刺）的穿刺点自皮至胸膜壁层进行局部浸润麻醉。

5．术者以左手示指与中指固定穿刺部位皮肤，右手将穿刺针的三通活栓转到与胸腔关闭处，再将穿刺针在麻醉处缓缓刺入，当针尖抵抗感突然消失时，转动三通活栓使其与胸腔相通，进行抽液（气）。助手用止血钳协助固定穿刺针，以防针刺入过深损伤肺组织。

6．抽液（气）毕拔出穿刺针，覆盖无菌纱布，稍用力压迫穿刺部位片刻，用胶布固定后嘱患者静卧。

## 四、注意事项

1．操作前应向患者说明穿刺目的，消除顾虑；对精神紧张者，可于术前半小时给地西泮 5mg，或可待因 0.03g 以镇静止痛。

2．操作中密切观察患者的反应，如有头晕、面色苍白、出汗、心悸、胸部压迫感或剧痛、晕厥等胸膜过敏反应，或出现连续性咳嗽、气短、咳泡沫痰等现象时，立即停止抽液，对症处理。

3．一次抽液不可过多、过快，诊断性抽液 50～100ml 即可；减压抽液，首次不超过 600ml，以后每次不超过 1 000ml；如为脓胸，每次尽量抽净。抽气速度不宜过快，第一次抽气量以不超过 800～1 000ml 为宜。检查瘤细胞，至少需要 100ml，并应立即送检，以免细胞自溶。

4．严格无菌操作，操作中要防止空气进入胸腔，始终保持胸腔负压。

5．应避免在第 9 肋间以下穿刺，以免穿透膈肌损伤胸腔脏器。

6．恶性胸腔积液，可在引流胸腔积液后注射抗肿瘤药物或硬化剂诱发化学性胸膜炎，促使脏层与壁层胸膜粘连，闭合胸腔，以防止胸腔积液重新积聚。

# 第九节　腹腔穿刺术

腹腔穿刺术常用于检查腹腔积液的性质、协助明确病因，也可行腹腔内给药。大量腹水致呼吸困难或腹部胀痛明显时，穿刺放液可减轻症状。在急诊常作为诊断性腹腔穿刺。

## 一、适应证

### （一）诊断性穿刺

1．腹部创伤疑有腹内脏器损伤。

2．受伤史不明，不能明确有无腹内脏器伤诊断。

3．临床体征、症状与实验室检查不符。

4. 有休克表现,难以用腹部以外合并伤解释。

5. 经全面检查仍不能确诊。

6. 弥漫性腹膜炎诊断不明。

7. 怀疑腹腔内脓肿。

8. 急腹症怀疑消化道穿孔。

9. 腹腔积液病因不明。

### (二)治疗性穿刺

1. 大量腹水有压迫症状致明显呼吸困难、气促、少尿者。

2. 腹腔内注射药物进行治疗。

3. 腹水浓缩回输。

### (三)行人工气腹作为诊断和治疗手段

## 二、禁忌证

粘连性腹膜炎、肝性脑病前期、严重腹胀和肠麻痹、中晚期妊娠。

## 三、方法

### (一)术前准备

1. 履行告知义务,精神紧张者口服地西泮 5mg。

2. 器械及物品　腹腔穿刺包,无菌手套,2% 利多卡因,消毒剂,多头腹带等。

3. 备好急救药品。

4. 嘱患者排空尿液。

### (二)体位

根据病情、积液多少、体质状况可采用坐位、半坐位、左侧卧位或仰卧位,放液时使患者保持舒适体位,并于背部铺好腹带。

### (三)穿刺部位

1. 腹部四个象限均可穿刺,上腹部左右两个象限穿刺点在肋弓下腹直肌外侧;下腹部左右两个象限穿刺点在脐与髂前上棘连线的中外 1/3 交界处,中腹部穿刺点在双侧腋前线与脐水平线交界处。

2. 平卧时,叩诊腹部移动性浊音,在浊音界下方取穿刺点,或取左髂前上棘与脐连线中、外 1/3 的交界点,不易损伤腹壁动脉。

3. 侧卧时,穿刺点在双侧腋前线与脐水平线交界处。

4. 仰卧位时,脐与耻骨联合连线中点上方 1.0cm 偏右或偏左 1～1.5cm 处。

5. 少量积液,特别是包裹性分隔时,须在超声指导下定位穿刺。

6. 已婚妇女可经阴道后穹隆穿刺。

### (四)穿刺操作

1. 常规消毒、铺巾。2% 利多卡因局部浸润麻醉。

2. 左手固定穿刺部位皮肤,右手持针经麻醉处垂直刺入腹壁,当针尖抵抗感突然消失时,标示针尖已穿过壁腹膜,即可抽出腹腔积液。作诊断性穿刺,可直接抽液 10～50ml 送检,抽毕拔针,覆盖无菌纱布,胶布固定。

3. 做腹腔放液时，皮肤消毒前需垫好多头腹带，可用 8 号或 9 号针头，并于针座处接一橡皮管，助手用消毒血管钳固定针头，并夹持胶管，以输液夹子调整速度，穿刺时针头刺入皮下后倾斜 45～60° 进入 1～2cm 后再垂直刺入腹膜层。放液过程中宜注意放液速度及放液量，观察患者反应，以防止腹压骤降、内脏血管扩张引起血压下降或休克。放液完毕，盖无菌纱布，胶布固定，紧束多头腹带。

### 四、注意事项

1. 操作中密切观察患者呼吸、脉搏、面色等，如出现头晕、心悸、气短、面色苍白、脉搏明显增快等不适反应，立即停止穿刺，并作适当处理。

2. 穿刺不顺利或腹水流出不畅，可将穿刺针稍作移动或稍变换体位。

3. 注意无菌操作，防止继发腹腔感染。

4. 穿刺要避免伤及腹壁血管和肠管。

5. 肝硬化患者初次放腹水不宜超过 3 000ml，放液频率≤2 次 / 周，放液不宜过快、过多，以免引起晕厥或休克，导致水电解质紊乱、大量蛋白丢失而诱发肝性脑病。术后卧床休息至少 12 小时。

## 第十节 腰椎穿刺术

### 一、适应证

各种原因所致的蛛网膜下腔出血、脑血管疾患及疑有脑膜炎或脑炎需行脑脊液分析者。

脊椎骨折、椎管狭窄、脊髓压迫症需行脑脊液动力学检查者。

外伤性低颅压或脑部手术后颅内压增高者。

特殊检查如气脑造影、脊髓造影。

### 二、操作步骤

患者取侧卧位。背部与床面垂直，头颅前倾，双手抱双膝屈曲，充分屈双髋关节，大腿尽量贴近胸腹，使腰部后突并保持整个脊柱在同一水平面上。

穿刺部位在第三、四或第四、五腰椎棘突间隙。相当于两侧髂嵴连线与脊柱的交点。

常规消毒铺巾，局部浸润麻醉，深达黄韧带。

左手固定穿刺点皮肤，右手持 20 号腰椎穿刺针，水平方向垂直进针，针尖稍向头侧，针头斜面与脊柱纵轴平行，缓慢刺入为宜。经棘上韧带及黄韧带时阻力增加，突破后即有"落空感"，继续进针穿破硬脊膜，缓慢拔出针芯，观察脑脊液流出情况。

接测压管，测脑脊液的静水压即初压，如颅内压不高，可缓慢放出脑脊液 2ml，再测终压，操作完毕，拔出腰穿针，覆以无菌纱布胶布固定。

术后平卧 4～6 小时。

### 三、注意事项

腰穿前应行全面的神经系统检查，眼底镜检查，摄颅骨 X 线片。颅内压显著增高，疑有颅内血肿,颅后窝占位病变者禁忌腰穿。

穿刺部位皮肤必须完好,无炎症,以免继发感染。

穿刺过程中,遇有阻力不能进针,应即退针调整深度,切勿在深刺时突然转变方向,以防折针意外。

脑脊液初压甚高,水柱波动很小者,提示严重脑水肿,首次放出脑脊液,不宜超过 1ml。若放出数滴脑脊液后,压力突降,久不回升,出现脑疝症状,应立即停止操作,拔针前回注空气或生理盐水 10ml,并采用脑室穿刺,甘露醇等抢救措施。

## 第十一节 清创缝合术

### 一、适应证

8 小时以内的开放性伤口应行清创术,8 小时以上而无明显感染的伤口,如伤员一般情况好,亦应行清创缝合术。如伤口已有明显感染,则仅行清创术,不缝合伤口,将伤口敞开充分引流。

### 二、操作步骤

#### (一)清洗去污

分清洗皮肤和清洗伤口两步。

1. 清洗皮肤  用无菌纱布覆盖伤口,再用汽油或乙醚擦去伤口周围皮肤的油污。术者按常规方法洗手、戴手套,更换覆盖伤口的纱布,用软毛刷蘸消毒皂水刷洗皮肤,并用冷开水冲净。然后换另一只毛刷再刷洗一遍,用消毒纱布擦干皮肤。两遍刷洗共约 10 分钟。

2. 清洗伤口  去掉覆盖伤口的纱布,以生理盐水冲洗伤口,用消毒镊子或小纱布球轻轻除去伤口内的污物、血凝块和异物。

3. 生理盐水冲洗伤口。

#### (二)清理伤口

施行麻醉,擦干皮肤,用碘酊、酒精消毒皮肤,铺盖消毒手术巾准备手术。术者重新用酒精或新洁尔灭液泡手,穿手术衣,戴手套后即可清理伤口。

1. 对浅层伤口  可将伤口周围不整皮肤缘切除 0.2～0.5cm,切面止血,清除血凝块和异物,切除失活组织和明显挫伤的创缘组织(包括皮肤和皮下组织等),并随时用无菌盐水冲洗。

2. 对深层伤口  应彻底切除失活的筋膜和肌肉(肌肉切面不出血,或用镊子夹捏肌肉不收缩,表示已坏死),但不应将有活力的肌肉切除,以免切除过多影响功能。为了处理较深部伤口,有时可适当扩大伤口和切开筋膜,清理伤口,直至比较清洁和显露血循环较好的组织。

3. 粉碎性骨折伤口  如同时有粉碎性骨折,应尽量保留骨折片;已与骨膜游离的小骨片则应予清除。浅部贯通伤的出入口较接近者,可将伤道间的组织桥切开,变两个伤口为一个。如伤道过深,不应从入口处清理深部,而应从侧面切除处清理伤道。伤口如有活动性出血,在清创前可先用止血钳钳夹,或临时结扎止血。待清理伤口时重新结扎,除去污染线头。渗血可用温盐水纱布压迫止血，或用凝血酶等局部止血剂止血。

4．切除创口边缘。

5．切除失去活力的筋膜。

### （三）修复伤口

清创后再次用生理盐水清洗伤口。再根据污染程度、伤口大小和深度等具体情况，决定伤口是开放还是缝合，是一期还是延期缝合。未超过 12 小时的清洁伤口可一期缝合；大而深的伤口，在一期缝合时应放置引流条；污染重的或特殊部位不能彻底清创的伤口，应延期缝合，即在清创后先于伤口内放置凡士林纱布条引流 4～7 日后，如伤口组织红润，无感染或水肿时，再作缝合。头、面部血运丰富，愈合力强，损伤时间虽长，只要无明显感染，仍应争取一期缝合。

1．切除失去活力的肌肉。

2．止血后缝合、引流缝合伤口时，不应留有死腔，张力不能太大。对重要的血管损伤应修补或吻合；对断裂的肌腱和神经干应修整缝合；显露的神经和肌腱应以皮肤覆盖；开放性关节腔损伤应彻底清洗后缝合；胸腹腔的开放性损伤应彻底清创后，放置引流管条。

## 三、注意事项

伤口清洗是清创术的重要步骤，必须反复用大量生理盐水冲洗，务必使伤口清洁后再作清创术。选用局麻者，只能在清洗伤口后麻醉。

清创时既要彻底切除已失去活力的组织，又要尽量爱护和保留存活的组织，这样才能避免伤口感染，促进愈合，保存功能。

组织缝合必须避免张力太大，以免造成缺血或坏死。

# 第十二节　石膏绷带技术

## 一、适应证

骨折整复后，关节脱位手法复位后。

不稳定骨折手术内固定复位后。

周围神经、血管、肌腱断裂或损伤，手术修复后。

关节融合、截骨术、骨关节移植术后需制动肢体者。

骨关节急慢性炎症、肢体软组织急性炎症。

先天性髋关节脱位、马蹄内翻足的畸形矫正。

脊柱手术前后的石膏床。

## 二、操作步骤

将拟行固定的肢体擦洗干净，如有伤口应更换敷料，胶布要纵行粘贴，便于日后石膏开窗时揭取和不影响血液循环。骨突出部位铺衬软垫，肢体由专人扶持保护并保持功能位。

观察患肢血运、感觉及运动有无障碍。

将规格适当的石膏绷带，浸入 40.0℃温水内，观其不冒气泡后取出，握住两端向中间轻轻挤压,挤出过多水分。拟行石膏夹板固定者,取石膏绷带卷往返铺开折叠制成长宽适宜,厚约6~8层的石膏条板备用。拟行管型石膏固定者,取出浸透水的石膏绷带直接包绕肢体即可。

石膏条板制成后,铺上衬垫,根据治疗要求安放好位置,用绷带缠绕固定。

石膏凝固前,用手掌轻按塑形,保持既定位置不动,并用刀片沿石膏管纵轴全段开槽减压,防止伤肢因石膏管内压力过高发生缺血损伤。待其完全硬固成型后,再修整石膏的各个边缘。

石膏固定结束后,应再次观察患肢血运、感觉及运动情况。

## 三、注意事项

石膏绷带成型时间约7~15分钟,必须维持好治疗所需体位,迅速完成石膏固定流程操作。中途切勿中断或变动体位。

进行石膏管型操作由近端向远端滚动缠绕,注意松紧适度。下一圈绷带应和上一圈重叠1/2宽度。边缠绕边抹平,以符合体形。

石膏完全硬固后,将每个边缘修齐,以免摩擦周围皮肤,同时应露指(趾)端,便于观察末端血运。

行石膏绷带固定后,外层涂石膏浆,促其表面光滑。用红色记号笔标出骨折部位和形态,注明行石膏固定时间。

行石膏绷带固定后,需卧硬板床。注意局部有无受压,翻身时要妥善保护,以免折裂。

小儿行石膏固定时,勿给玻璃球、金属片玩具,以免掉入石膏内。

门诊患者行石膏绷带固定后,应观察4~6小时,再让患者离开,并告知各种注意事项。

## 第十三节　胸腔闭式引流术

### 一、适应证

中、大量气胸,开放性气胸,张力性气胸,血胸(中等量以上)。

气胸经胸膜腔穿刺术抽气肺不能复张者。

血胸(中等量以上)、乳糜胸。

急性脓胸或慢性脓胸胸腔内仍有脓液、支气管胸膜瘘、开胸术后。

### 二、操作步骤

#### (一)术前准备

1. 认真了解病史,根据X线胸片、CT等影像学资料以及超声检查协助定位,尤其是局限性或包裹性积液的引流。

2. 准备好直径合适的引流管,单纯气胸可选用口径较细的引流管;引流液体一般选用外径约0.8cm透明塑料管或硅胶管。也可选用商用的穿刺套管。外接闭式引流袋或水封瓶。

3. 张力性气胸应先穿刺抽气减压。

## （二）麻醉与体位

1. 麻醉　1%～2%利多卡因或普鲁卡因局部浸润麻醉，包括皮肤、皮下、肌层以及肋骨骨膜，麻醉至壁层胸膜后，再稍进针并行试验性穿刺，待抽出液体或气体后即可确诊。

2. 体位　半卧位。气胸引流穿刺点选在第2肋间锁骨中线；胸腔积液引流穿刺点选在第7～8肋间腋中线附近；局限性积液须依据B超和影像学资料定位。

## （三）手术步骤

1. 沿肋间做2～3cm的切口，用2把弯血管钳交替钝性分离胸壁肌层，于肋骨上缘穿破壁胸膜进入胸腔。此时有明显的突破感，同时切口中有液体溢出或气体喷出。

2. 用止血钳撑开、扩大创口，用另一把血管钳沿长轴夹住引流管前端，顺着撑开的血管钳将引流管送入胸腔，其侧孔应进入胸内3～5cm。引流管远端接水封瓶或闭式引流袋，观察水柱波动是否良好，必要时调整引流管的位置。

3. 缝合皮肤，固定引流管，同时检查各接口是否牢固，避免漏气。

4. 也可选择套管针穿刺置管。套管针有两种，一种为针芯直接插在特制的引流管内，用针芯将引流管插入胸腔后，拔出针芯，引流管就留在了胸腔内；另一种为三通金属套管，穿入胸腔后边拔针芯边从套管内送入引流管。

5. 如须经肋床置管引流，切口应定在脓腔底部。沿肋骨做长5～7cm切口，切开胸壁肌肉显露肋骨，切开骨膜，剪除一段2～3cm长的肋骨。经肋床切开脓腔，吸出脓液，分开粘连，安放一根较粗的闭式引流管。2～3周如脓腔仍未闭合，可将引流管剪断改为开放引流。

## 三、注意事项

凝血功能障碍或有出血倾向者；肝性胸腔积液，持续引流可导致大量蛋白质和电解质丢失者禁施此术。

术后患者若血压平稳，应取半卧位，以利引流，水封瓶应位于胸部以下，不可倒转，维持引流系统密闭，接口密封，接头牢固固定。

保持引流管长短适宜，翻身活动时防止受压、打折、扭曲、脱出。

保持引流管通畅，注意观察引流液的量、颜色、性状，并做好记录。

引流液量增多，及时通知医师，更换引流瓶时，应当用止血钳夹闭引流管防止空气进入。注意保证引流管与引流瓶连接的牢固紧密，切勿漏气。操作时严格无菌操作。

搬动患者时应注意保持引流管低于胸膜腔，病情允许时可暂时夹闭。

拔出引流管后24小时内要密切观察患者有无胸闷、憋气、呼吸困难、皮下气肿等。观察局部有无渗血、渗液，如有变化要及时报告医师处理。

# 第十四节　导　尿　术

## 一、适应证

急性尿潴留。

骨盆骨折伴尿道损伤。

严重烧灼及颅脑损伤昏迷患者。

各类型休克患者的抢救。

## 二、操作步骤

术前应清洗外阴生殖器,包皮过长者应先除去包皮垢。

用 0.1% 苯扎溴铵溶液(即新洁尔灭溶液)消毒阴茎、阴囊(或会阴部),铺无菌洞巾。

为男性导尿时,术者左手用无菌纱布向近端翻开包皮,捏住阴茎,向上垂直捏起,右手用止血钳夹住导尿管前段,并浸润无菌石蜡油,插入尿道,深约 20cm,见尿液流出,即达膀胱。

为女性导尿时,术者左手要向两侧分开大小阴唇,充分显露尿道外口,右手用止血钳夹持导尿管前端,浸润无菌石蜡油后,轻轻插入尿道,深度约 5cm 左右,见尿液流出,即达膀胱。

插管后,要适当调整其位置,见尿液不断流出后,再轻轻插入 1cm,给予固定。

## 三、注意事项

为减少患者痛苦或固定方便,可用带气囊的 Foley 导尿管。导尿成功后,气囊内注水 5ml 膨胀后即起固定作用;若气囊膨胀不全,脱出至后尿道,反而可造成尿潴留,尿道黏膜损伤。

女性患者使用橡皮导尿管导尿失败,可改用金属导尿管一次性导尿。

前列腺增生患者如插管困难可用金属探条放入导尿管内,当作管芯,则轻易插入。若仍不成功,发生急性尿潴留时,可改用耻骨上膀胱穿刺或行耻骨上膀胱造瘘术。

男性尿道损伤者首次导尿成功,则不允许再行拔出,以利不全断裂尿道黏膜修复生长。完全断裂时插管困难,阻力大,不可强行插入,以免形成假道加重损伤,此时应由泌尿外科医师施行尿道会师手术。

男性尿道狭窄者可用尿道探引导,扩张尿道后再行插管导尿,不宜滥用金属导尿管。

# 第十五节　洗　胃　术

洗胃术是通过胃管向胃腔内重复注入液体与胃内容物混合后再吸出的方法,以达到冲洗胃腔,清除胃腔内未被吸收的内容物或 / 和经胃黏膜重新分泌入胃腔的毒物、药物的目的。口服毒物中毒后,洗胃应尽早进行,一般在服毒后 6 小时内洗胃最佳。但对超过胃排空时间的患者,仍应根据毒物性质、临床症状严重程度、胃腔内是否有毒物滞留及毒物是否从胃黏膜重新析出引起反复中毒等因素决定洗胃的必要性。

## 一、适应证

1. 清除胃内各种毒物。

2. 治疗完全或不完全幽门梗阻。

3. 急、慢性胃扩张。

4. 手术或检查需要,减少术中并发症,便于手术操作。

## 二、禁忌证

1. 腐蚀性胃炎（服入强酸或强碱等）。

2. 食管或胃底静脉曲张。

3. 食管或贲门狭窄或梗阻、主动脉瘤、消化道出血。

4. 昏迷及严重心肺疾患。

## 三、准备工作

1. 详细询问现病史，全面复习病例，认真确定适应证，特别要注意有无消化道溃疡、食管阻塞、食管胃底静脉曲张、胃癌等病史。

2. 器械准备　洗胃机、治疗盘内备漏斗洗胃管，镊子、纱布（无菌巾包裹）、橡胶围裙、液状石蜡、棉签、弯盘、大水罐或量容器内盛洗胃液（详见洗胃溶液介绍）、压舌板、牙垫、开口器、治疗巾、注射器、检验标本容器等。使用电动洗胃机时，应检查机器各管道衔接是否正确牢固，运转是否正常，电源是否已接地线。

3. 洗胃溶液

（1）普通温开水：最常用，适宜于所有毒物不明时的紧急洗胃或无特异拮抗剂的毒物中毒洗胃。

（2）2%～4%碳酸氢钠溶液：适用于急性有机磷杀虫药、拟除虫菊酯类药物、氨基甲酸酯类药物、香蕉水及某些重金属中毒。碳酸氢钠洗胃，不能用于敌百虫中毒，因敌百虫在碱性环境下变成毒性更强的敌敌畏。

（3）1:（2 000～5 000）高锰酸钾溶液：用于急性巴比妥类、苯二氮卓类、阿片类、氰化物或砷化物以及毒蕈类中毒。有机磷农药 1605（对硫磷）中毒时，不宜用高锰酸钾，因其能使 1605 氧化成毒性更强的 1600（对氧磷）。

（4）茶叶水：含有鞣酸，具有沉淀重金属、生物碱等毒物的作用，且来源简便。

4. 洗胃后如需灌入药物应做好准备。

## 四、操作方法

1. 如患者清醒且合作，在中毒现场可立即自动催吐，通过自饮清水，然后用棉签或压舌板刺激咽喉引起反射性呕吐的方式，自行将胃内容物吐出，以减轻洗胃的困难及并发症。

2. 患者取坐位或半坐位，中毒较重者取左侧卧位，置橡胶围裙围于患者胸前，如有活动假牙应先取下，置盛水桶于头下，置弯盘于患者口角处。

3. 胃管前端涂液状石蜡，经口腔或鼻腔将胃管缓慢送入胃内，入食管45～55cm即到胃腔，用注射器向胃管内注入少量气体，在上腹部闻及气过水声或吸出胃内容物，证实胃管确在胃内，即可洗胃。将漏斗放置低于胃部的位置，挤压橡胶球，抽尽胃内容物，并留取标本送检。

4. 举漏斗高过头部 30～50cm，将洗胃液缓慢倒入漏斗 300～500ml，当漏斗内尚余少量溶液时，迅速将漏斗降低至低于胃的位置，并倒置于盛水桶，利用虹吸作用引出胃内灌洗液。若引流不畅，可挤压橡胶球吸引，直至排尽灌洗液，然后举高漏斗，注入溶液，如此反复灌洗，直至洗出液澄清无味为止。

5. 自动洗胃机操作方法

（1）履行告知义务，取出患者义齿。

（2）按常规方法插入胃管。

（3）将配好的胃灌洗液放入塑料桶（或玻璃瓶）内。将3根橡胶管分别与洗胃机的药管、胃管和污水管口连接。将药管的另一端放入灌洗液桶内（管口必须在液面以下），污水管的另一端放入空塑料桶（或玻璃瓶）内。胃管的一端和患者洗胃管相连接，调节好药量大小（一般为200～300ml）。

（4）接通电源后按"手吸"键，吸出胃内容物，再按"自动"键，机器开始对胃进行自动冲洗。待冲洗干净后，按"停止"键停机。洗胃过程中，如发现有食物堵塞管道，水流缓慢，不流或发生故障，可交替按"手冲"和"手吸"两键，重复冲洗数次直至管道通畅后，再将胃内存留液体吸出。胃液吸净后，再按"自动"键，自动洗胃即继续进行。

（5）洗毕，反折胃管迅速拔出，以防管内液体误入气管。将药管、胃管和污水管同时放入清水中，按"清洗"键，机器自动清洗各部管腔。清洗完毕，将胃管、药管和污水管同时提出水面，当洗胃机内的水完全排干净后，按"停机"键关机。

（6）帮助患者漱口、洗脸，平卧休息。

（7）整理用物并消毒，记录灌洗液名称及液量，洗出液的颜色、气味，患者目前情况，并及时送检标本。

## 五、注意事项

1. 当中毒性质不明时，应抽出胃内容物送检，洗胃液可选用温开水或等渗盐水，待毒物性质明确后，再采用对抗剂洗胃。

2. 每次进胃液量以300～500ml为宜，不能超过500ml。如灌入量过多，有导致液体从口鼻腔内涌出而引起窒息的危险，并可使胃内压上升，增加毒物吸收；可引起迷走神经兴奋，导致反射性心脏骤停。

3. 洗胃过程中，如有障碍、疼痛、流出液有较多鲜血或出现休克现象，应立即停止洗胃。洗胃过程中随时观察患者呼吸、血压、脉搏的变化，并做好详细记录。

4. 幽门梗阻患者洗胃，须记录胃内滞留量（如洗胃液3 000ml，洗出液2 500ml，则胃内滞留量为500ml）。

5. 服毒患者洗胃所需总液体量依毒物量而定，一般为2～5L，必要时可适量增加，确认胃内毒物彻底清除后，结束洗胃。

6. 洗胃后可酌情注入50%硫酸镁30～50ml或25%硫酸钠30～60ml导泻。

7. 用自动洗胃机洗胃，使用前必须接妥地线，以防触电，并检查机器各管道衔接是否正确、接牢，运转是否正常。打开控制台上的按钮向胃内注入洗胃液的同时观察正压表压力不超过40kPa，并观察洗胃液的出入量。

8. 急性口服中毒，插管洗胃有禁忌或困难者，可行剖腹胃造口洗胃术。

9. 根据中毒物种类不同，选用适当溶液或加入相应解毒物质，如：①保护剂：口服腐蚀性毒物后，可用牛奶、蛋清、米汤、植物油等保护胃黏膜；②溶剂：口服脂溶性毒物如汽油、煤油等有机溶剂后，可先用液体石蜡150～200ml，使其溶解而不吸收，然后洗胃。

# 第十六节　降温毯的使用

## 一、目的

1. 高热降温。
2. 降低代谢。
3. 脑保护。

## 二、适应证

1. 高热患者单纯降温,适用于各种原因导致的高热。
2. 亚低温治疗　配合应用电脑冰帽对重度颅脑损伤、心肺复苏术后患者进行亚低温脑保护治疗。

## 三、操作前准备

1. 评估　患者体温、皮肤情况及患者自理能力及对冷刺激的耐受程度。
2. 用物准备　降温毯、降温帽、水、电源。

## 四、操作步骤

1. 根据医嘱核对患者信息,对于清醒的患者应做好解释工作,讲明应用的必要性,取得患者合作。
2. 按要求着装、洗手。
3. 检查降温毯、降温帽有无破损,管道连接是否紧密。
4. 将冰毯机置患者床尾,机器放置时通风口应距物体大于20cm,保证机器的通风及散热。
5. 连接电源,打开电源开关,检查仪器性能,检查水箱内水量是否充足,正确连接各管路并检查各管路有无扭曲松动。
6. 先用肛表测肛温1次,并做记录,根据患者体温及病情设定合适温度。单纯降温:对于有外置肛温探头的冰毯设定温度上限37℃、下限36℃(即当机器监测患者肛温>37℃时,机器开始"制冷";当<36℃时,机器自动停止"制冷")。而对于只有内置温度探头的机器则应根据患者所测肛温调节冰毯温度;亚低温治疗时,温度上限为35℃,下限为32℃。
7. 将冰毯置于患者背部,毯面上覆保护层,如中单等。有肛温探头者将探头置于肛门内,约10cm深,用胶布固定于会阴部及大腿内侧,并与之前测得的肛温进行校对以判断其准确性。
8. 启动"工作"键或"制冷"键,观察机器工作状态并进行记录,记录应用时间、设定温度及患者生命体征等。
9. 观察效果及反应。注意观察患者皮肤,防止冻伤,测量体温尽量用肛温持续监测,持续使用注意肺部感染的预防,观察有无凝血异常和消化道并发症等。
10. 根据医嘱停用降温,先按"复温"键,待机器温度回升正常温度后关闭电源开关,记录停用时间。

11. 用毕,撤下降温毯,整理患者衣服、床单,清理用物。

12. 撤下降温毯布套清洗,将降温毯内的冷凝水倒尽,消毒后倒挂晾干,放阴凉处。

## 五、注意事项

1. 严密观察患者生命体征变化,随时观察体温变化。

2. 防止冻伤:观察皮肤的颜色及血液循环状态,加强皮肤护理,枕部、耳部及骨隆突处等皮下脂肪薄弱的部位应加厚并定时翻身、按摩,促进皮肤血液循环。

3. 对冷敏感的患者应及时停用,以免出现过敏反应。

# 第十七节 高压氧治疗技术

## 一、原理

高压氧疗法是指在超过一个绝对大气压的环境中吸入纯氧或高浓度氧以治疗某些疾病的方法。在高气压下,氧气在血液中的溶解度和弥散度均增高。若在 0.3MPa(3ATA)吸入 100% 氧,$PaO_2$ 可升至 2 160mmHg,血氧含量可增至 25.2ml。再者氧弥散是由高分压区移向低分压区,越是缺氧部位受益越大。根据此原理,临床上使用高压氧疗法治疗各种缺血或缺氧状态。

## 二、急诊适应证

1. 急性一氧化碳中毒

(1)可促进碳氧血红蛋白解离,增加组织储氧量,迅速改善组织缺氧。

(2)加速一氧化碳排除。常压下一氧化碳排除时间为 3～4 小时,高压氧下仅需 20～30 分钟。

2. 急性有毒气体中毒 天然气、沼气、硫化氢、汽车尾气等有毒气体中毒,其疗效较一氧化碳中毒更佳。

3. 急性氰化物、亚硝酸盐等中毒 可增加溶解氧,改善机体缺氧,并可加速高铁血红蛋白还原。

4. 气性坏疽、破伤风等厌氧菌感染 可迅速提高病灶处氧分压,抑制厌氧菌生长,增强抗生素效果。

5. 各种原因引起的心肺复苏术后急性脑功能障碍,心肺复苏患者成功与否取决于脑复苏,高压氧治疗可改善脑组织供氧,促进脑细胞恢复,减少后遗症。

6. 器官移植、断肢(指、趾)再植、血管吻合术后远端出现供血障碍。

7. 急性高山病 包括高山脑病、高山肺水肿及急性高原反应。

8. 急性减压病、气栓症 高压氧治疗可迅速缩小血管内气泡体积,加速气泡吸收,改善组织供氧。

9. 麻痹性肠梗阻 可缩小肠管内气体容积,减轻对肠壁的压迫,改善循环,加速肠管运动。

10．急性脑、肺、肾及肠系膜动脉栓塞　在用抗凝、溶栓及扩血管药物同时进行高压氧治疗。甚至可以在舱内进行溶栓治疗，提高疗效。

11．其他　如颅脑外伤、脊髓损伤、脑炎及其后遗症、突发性耳聋、眩晕、眼底疾病、烧伤等。

### 三、副作用

最多见的为中耳气压伤，其他如氧中毒、减压病极为罕见。

### 四、禁忌证

1．绝对禁忌证　未经处理的气胸。

2．相对禁忌证　①重度肺气肿；②重症上呼吸道感染；③重度鼻窦炎；④支气管扩张症；⑤血压过高者（>160/100mmHg）；⑥心脏Ⅱ度以上房室传导阻滞；⑦未经处理的恶性肿瘤；⑧心动过缓（<50次/min）；⑨早期妊娠（3个月内）；⑩视网膜剥离患者；⑪活动性内出血及出血性疾病；⑫结核性空洞形成并咯血者；⑬早产儿、极低体重新生儿（≤2 000g）；⑭肺大疱。

## 第十八节　血液灌流技术

血液灌流是血液借助体外循环，通过具有广谱解毒吸附剂的容器，清除吸附血液中透析不能清除的外源性或内源性毒素、药物或代谢废物，以达到净化血液的一种治疗方法。在急诊，主要用于抢救药物和毒物中毒。

### 一、原理

血液灌流的主要原理是血液流经灌流器，溶解于血中的毒性物质被吸附在具有广大表面积的吸附剂上，而被清除。目前最常用的吸附材料是活性炭和人工合成树脂。

### 二、适应证

1．急性药物和毒物中毒是血流灌流的首选适应证。对脂溶性较高、分子量较大、易与蛋白质结合的药物和毒物有较强的清除作用，如地西泮类、巴比妥类、非巴比妥类镇静催眠药、解热镇痛药、抗风湿药、抗抑郁药、有机磷杀虫药等。凡经洗胃、导泻、输液、利尿等抢救措施治疗后，病情仍无改善或继续恶化者，应首先考虑血液灌流疗法。

2．尿毒症。

3．重症肝炎，特别是暴发性肝衰竭导致的肝性脑病、高胆红素血症。

4．脓毒症或系统性炎症综合征。

5．银屑病或其他自身免疫性疾病。

6．其他疾病，如甲状腺危象、精神分裂症等。

### 三、禁忌证

1．对灌流器及相关材料过敏者。

2. 血小板低或凝血差,可用无肝素治疗。

3. 休克,应先扩充血容量。

## 四、操作方法

1. 灌流器的准备:使用前检查包装是否完整、是否在有效期内。

2. 建立临时血管通路:首选深静脉置管(如颈内静脉、股静脉通路)。

3. 预冲 将100mg肝素钠注入灌流器,上下180度缓慢翻转灌流器10次后放置30分钟。将动脉端管路与生理盐水连接,启动血泵(100ml/min),动脉端管路充满生理盐水,将静态肝素化灌流器与管路动静脉端相连接,预冲生理盐水2000ml(200mL/min),排尽空气。

4. 冲洗结束,将动脉端血路与已建立的深静脉置管正确牢固连接,开动血泵(50~100ml/min),当血液经过灌流器即将达到静脉端血路的末端出口时,连接深静脉置管。逐渐增加血泵速度(100~200ml/min),治疗时间2小时(吸附剂对大多数溶质的吸附2~3小时内达到饱和),如临床需要需更换灌流器/2小时。

5. 肝素一般首剂0.5~1.0mg/kg,由动脉端注入,维持量为10~20mg/h。肝素剂量应依据患者的凝血状态个体化调整。

6. 治疗结束与回血,急性药物中毒抢救结束后可采用空气回血。

7. 根据不同物质的特性间隔一定时间再次进行血液灌流。

## 五、并发症

1. 低血压 多与药物或毒物中毒有关,或血容量不足、严重贫血和血流速度过快所致。

防治:①补液、输血;②应用升压药;③减慢血流速度;④严重低血压或休克应停止治疗。

2. 生物不相容性 灌流后0.5~1.0小时患者出现发热、胸闷、寒战。

防治:①一般不需终止灌流治疗,适量静注地塞米松、吸氧;②如果经上述处理不缓解并严重影响生命体征而确系生物不相容导致者应及时终止灌流。

3. 出凝血功能紊乱 活性炭进行治疗时可能会吸附较多的纤维蛋白原等。

防治:①血液灌流前及治疗中应监测凝血时间及血小板计数;②严重者应停止治疗,给予补液、输血、输血小板。

4. 吸附颗粒栓塞、空气栓塞。

防治:必须停止血液灌流,采取吸氧或高压氧,同时配合相应对症处理。

## 第十九节　成分输血技术

定义:血液由不同血细胞和血浆组成。将供血者不同血液成分应用科学技术分离开,针对患者病情实际需要,分别输入有关血液成分,称为成分输血。

优点:①提高疗效:成分血具有浓度高、纯度高、容量小的特点很容易达到一个有效疗量。②减少输血反应:减少非溶血性输血反应;减少血源性疾病的传播;减少输血量,减少心脏负荷。③有利于保存血液的各种成分。④节约资源减轻经济负担。

## 一、红细胞输血

1. 红细胞混悬液　适应证：①血容量正常的慢性贫血患者，特别是老年患者、婴幼儿、心功能不全患者纠正贫血时更应优先使用；②因手术、创伤和其他疾病引起的急性失血。

2. 浓缩红细胞　适应证：与红细胞悬液基本相同，但目前红细胞悬液正逐渐取代浓缩红细胞。

3. 少白细胞红细胞　适应证：①由于输血产生白细胞抗体，引起发热等输血不良反应的患者；②防止产生白细胞抗体的输血（如器官移植的患者）。

4. 洗涤红细胞（WRC）　适应证：①对血浆蛋白有过敏反应的贫血患者；②自身免疫性溶血性贫血患者；③阵发性睡眠性血红蛋白尿症；④高钾血症及肝肾功能障碍需要输血者。

5. 冰冻红细胞（FTRC）　适应证：①同 WRC；②稀有血型患者输血；③新生儿溶血病换血；④自身输血。

## 二、白细胞输血

适应证：①中性粒细胞绝对值低于 $0.5×10^9/L$；②有明显的细菌感染；③强有力的抗生素治疗 48 小时无效。

## 三、血小板输血

1. 手工分离浓缩血小板（PC-1）　适应证：①预防性血小板输注：应用于有潜在出血危险的患者；②治疗性血小板输注：血小板生成减少；血小板功能异常；血小板稀少性减少；体外循环；感染和 DIC；特发性血小板减少性紫癜（ITP）；新生儿同种免疫性血小板减少症（NITP）。

2. 机器单采浓缩血小板（PC-2）

适应证：同（PC-1）。

禁忌证：①血栓性血小板减少性紫癜（TTP）；②输血后紫癜（PTP）。

## 四、血浆冷沉淀输血

1. 新鲜液体血浆（FLP）　适应证：①补充全部凝血因子（包括不稳定的凝血因子Ⅴ、Ⅷ）；②大面积烧伤、创伤；③肝脏功能衰竭伴有出血；④香豆素类药物过量引起出血；⑤抗凝血酶Ⅲ（AT-Ⅲ）；⑥血栓性血小板减少性紫癜；⑦治疗性血浆置换术；⑧DIC。

2. 新鲜冰冻血浆（FFP）　适应证：①补充凝血因子；②大面积创伤、烧伤；③肝脏功能衰竭伴有出血；④香豆素类药物过量引起出血；⑤抗凝血酶Ⅲ（AT-Ⅲ）；⑥血栓性血小板减少性紫癜；⑦治疗性血浆置换术；⑧DIC。

3. 冷沉淀（Cryo）　适应证：①甲型血友病；②血管型血友病；③纤维蛋白原缺乏症。

# 第五章　战伤救治与急救技术

## 第一节　止　血

成年伤病员在短期内失血1 500ml及以上而又没有给予急救则可危及生命。因此，及时而有效的止血对拯救伤病员的生命有重要意义。

### 一、出血的种类

1．动脉出血　血色鲜红，血液像喷泉一样射出，即短时间内出血量较大，因此其危险性大于静脉出血和毛细血管出血。

2．静脉出血　血色暗红，血液较缓慢地从破损的血管流出。

3．毛细血管出血　血色鲜红，血液从创面渗出。

### 二、止血的方法

常用的方法有一般止血法、指压止血法、加压包扎止血法、加垫屈肢止血法和止血带止血法共5种。

1．一般止血法　适用于创口小的出血。局部用生理盐水冲洗，周围用75%的酒精涂擦消毒，然后盖上无菌纱布，用绷带包紧即可。如头皮或毛发部位出血，应剃去毛发再清洗、消毒并包扎。

2．指压止血法　适用于头部、颈部以及四肢较大动脉出血的临时止血，即用手指或手掌压在受伤部的近心端，以压闭血管，阻断血流。此法只适用于急救，压迫时间不宜过长。

（1）颞浅动脉指压止血法：适用于头顶部和颞部的出血。用拇指或示指在患侧或两侧耳朵的前方、下颌关节附近触摸到动脉搏动后，用力压迫颞浅动脉即可，力度以伤口出血控制为准，避免过度用力，导致新的损伤（图5-1）。

（2）面动脉指压止血法：适用于面部的出血。在下颌骨下缘的中后部、咬肌的前缘附近摸到该动脉搏动后，用力将其压于下颌骨上，力度以伤口出血控制为准，避免过度用力，导致新的损伤（图5-2）。

（3）颈总动脉指压止血法：适用于头部和颈部大出血。把拇指或其他四指置于气管与胸锁乳突肌的间隙内，在能摸到颈

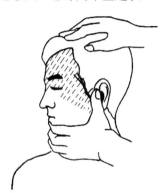

图5-1　颞浅动脉指压止血法

总动脉搏动后，用力将该动脉向后压于第 6 颈椎横突上。压迫颈总动脉有危险性，必须慎用，绝对禁止同时压迫两侧的颈总动脉（图 5-3）。

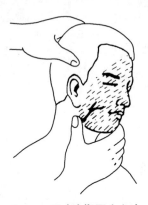　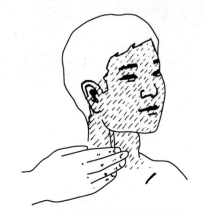

图 5-2　面动脉指压止血法　　　　　　　图 5-3　颈总动脉指压止血法

（4）锁骨下动脉指压止血法：适用于腋窝、肩部和上肢的出血。把拇指置于锁骨上窝内的动脉搏动处，其他四指放在颈后，将拇指压向下、内、后方，也就是将锁骨下动脉压向第一肋骨（图 5-4）。

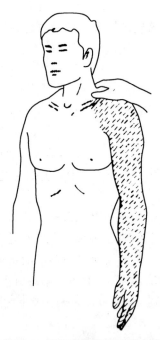

图 5-4　锁骨下动脉指压止血法

（5）肱动脉指压止血法：适用于上臂下段、前臂和手的出血。将拇指或其他四指置于上臂上 1/3 段、肱二头肌的内侧，触摸到动脉搏动后将动脉向外压于肱骨上（图 5-5）。

（6）股动脉指压止血法：适用于大腿、小腿和足部的出血，将两手的拇指重叠置于大腿前面上部最明显的搏动点，并用力将股动脉向后压于股骨上（图 5-6）。

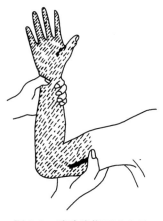

图5-5　肱动脉指压止血法

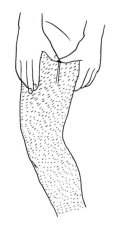

图5-6　股动脉指压止血法

3. 加压包扎止血法　适用于小动脉、小静脉和毛细血管的出血。即采用棉花团或其他代用品折成垫子，放置于覆盖创面的消毒纱布的表面，随后用绷带或三角巾紧紧包扎起来。如伤处伴有骨折，则需另加夹板固定。如伤处有碎骨存在，则不宜采用此法。

4. 加垫屈肢止血法　适用于四肢动脉外伤的临时止血。即采用棉花团、纱布垫或其他的代用品放在腋窝、肘窝或腘窝等部位，或股动脉的搏动点，而后屈曲伤肢，并把患肢固定于躯体或健肢。若伴有骨折或伴关节受伤者，不宜用此法（图5-7）。

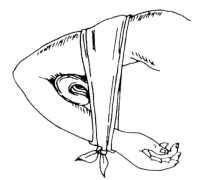

图5-7　加垫屈肢止血法

5. 止血带止血法　适用于四肢动脉外伤出血的临时止血。先在伤口的近心端，拟绑缚止血带的部位用纱布、棉花或衣服衬好，厚度相当于军用毛巾，而后用左手拇指、示指、中指夹持橡皮管止血带的头端，置于垫衬部位上，用右手拉紧止血带缠绕肢体两圈，交叉压住左手端，再将该止血带右手端放入左手示指和中指之间，拉回完成止血带绑缚固定（图5-8）。

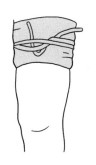

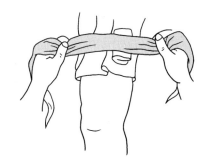

图5-8　止血带止血法

如果现场没有橡皮管止血带，可用就便器材以绞紧止血法替代之。可将绷带或纱布卷放置于伤口上方，动脉压迫点的表面，随后绷带绕肢体、打结，并在结下穿一短棒，旋转此棒使绷带绞紧直到伤口不再流血为止，而后把短棒固定在肢体上。

使用止血带应注意：止血带应放在伤口的上方。上肢出血时，止血带应绑缚在上臂的上1/3处，切不可绑缚在中1/3处，以免损伤斜行于上臂后面中部的桡神经，导致上肢背侧肌肉的运动障碍和皮肤的感觉障碍。下肢的止血带应绑缚在大腿中、下1/3交界处附近，因为这个部位的血管较邻近于骨骼，较易于达到止血的目的；止血带不可直接接触皮肤，其间必须垫以衣服、三角巾或毛巾等，垫衬物应平整，不可皱褶；止血带绑缚的松紧要适度，绑缚得过紧会引起皮肤和神经的损伤，绑缚得过松不能达到止血的目的，有时由于绑缚得不够紧，未能阻断动脉的血流，而破损的静脉的近心端受压反使出血更多；在绑缚止血带的附近应有明显的标志，标志上注明上止血带的时间；上止血带绑缚的持续时间一般不超过2～3小时，且每隔40分钟松解一次，每次历时1～2分钟；松解动作要轻、慢，松解时或松解后如有出血，可用指压止血法临时止血。松解后再上止血带时，应绑缚在较高位的平面；如果出血停止，可改用加压包扎止血法，但仍应把止血带留置原绑缚处，并密切观察伤口情况，再出血时立即予以重新绑缚。

## 第二节　包　扎

包扎是创伤后急救技术中最常用的方法之一。它有保护创面、压迫止血、固定敷料和夹板以及扶托伤肢减轻伤员的痛苦等作用。最常用的包扎材料是绷带、三角巾和四头巾，也可就便用毛巾、手绢、被单、布块或衣服等物品。包扎的目的：保护伤口，防止进一步污染，减少感染机会，减少出血，预防休克；保护内脏和血管、神经、肌腱等重要解剖结构。现场要仔细检查伤口的位置、大小、深浅、污染程度及异物特点。包扎伤口动作要快、准、轻、牢。部位要准确、严密；不遗漏伤口，动作要轻，不要碰撞伤口，以免增加患者的疼痛和出血；要牢靠，但不宜过紧，以免妨碍血液流通和压迫损伤神经。

常用的包扎法有以下几种。

### 一、绷带包扎法

1. 环形法　这是最基本的绷带包扎法，将绷带作环形重叠缠绕，但第一圈的环绕应稍作斜状，第2～3圈作环形，并将第一圈斜出的一角压于环形圈内，最后用胶布将绷带尾部固定，也可将绷带尾部剪成两头并打结（图5-9）。

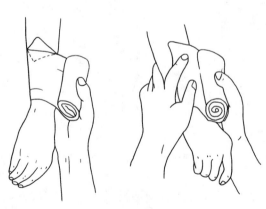

图5-9　环形包扎法

2. 蛇形法　此法多用于夹板的固定。将绷带按环形法缠绕数圈后，再以绷带的宽度作间隔斜向上缠或后下缠，最后打结固定。

3. 螺旋形法　先将绷带按环形法缠绕数圈，随后上缠的每圈均盖住其前一圈的 1/3 或 2/3，即是螺旋形上缠（图 5-10）。

4. 螺旋反折法　先将绷带按环形缠绕数圈后，再作螺旋形缠绕，待缠绕到肢体较粗的部位，将每圈绷带反折盖住前圈的 1/3 或 2/3，依此由下而上地缠绕（图 5-11）。

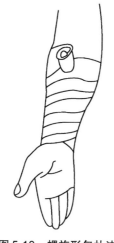
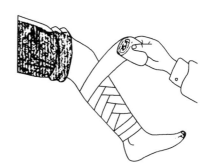

图 5-10　螺旋形包扎法　　　　　　　　　图 5-11　螺旋反折包扎法

5. "8"字形法　此法用于关节部位。先将绷带由下而上缠绕，再由上而下成"8"字形来回缠绕（图 5-12）。

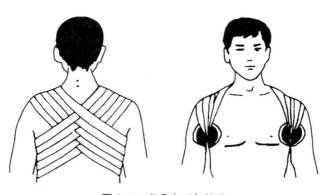

图 5-12　"8"字形包扎法

## 二、三角巾包扎法

1. 头部普通包扎法　先将三角巾底边折叠约两横指宽，把底边的中部放在前额，两底角接到头的后方相互交叉，打平结，再绕至前额打结（图 5-13）。

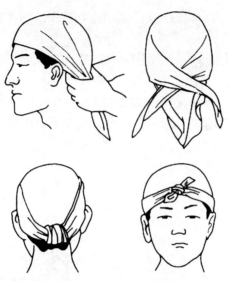

图 5-13 三角巾头部普通包扎法

2. 头部风帽式包扎法 在三角巾顶角和底边中央各打一结,形成风帽。把顶角结放在前额,底边结放在头部的后下方,包住头部,两底角往面部拉紧并折成 3~4 个横指宽后包绕下颌,交叉后拉至头部后方打结固定,或两底角直接在下颌处打结(图 5-14)。

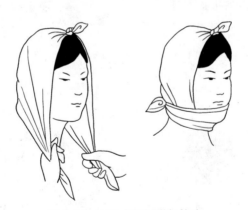

图 5-14 三角巾风帽式包扎法

3. 面部面具式包扎法 在三角巾的顶角打一结,结头下垂套住下颌,左、右两底角从面侧部提起,形成面具样。拉紧左、右底角并压住底边,两底角交叉后绕至前额打结。包扎完成后可根据需要在眼、口和鼻孔处剪一小洞(图 5-15)。

4. 单眼包扎法 将三角巾折叠成约四横指宽的带形,以其 2/3 斜放在伤侧眼睛的下方,三角巾的下端从耳下绕至枕部,经健侧耳的上方至前额,压另端绕行,随后将另一端于健侧眉上向外翻转拉向脑后,与对侧端相遇打结。

5. 头部毛巾包扎法 将毛巾横放在头顶上,前两角反折向后于枕部打结,后两角往下拉至下颌处打结。

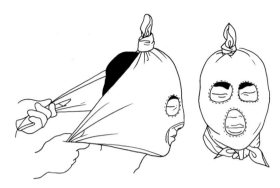

图 5-15　面部面具式包扎法

6. 胸部包扎法　把三角巾底边横放在胸部创伤部位的下方，顶角越过伤侧肩的上方转到背部，使三角巾中央部盖住伤侧的胸部。左右底角在背部打结，顶角和左右底角打的结会合在一起并打结（图 5-16）。

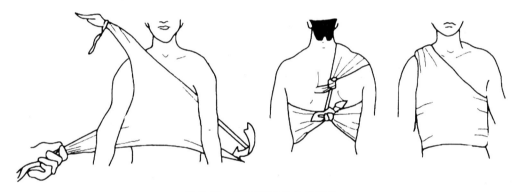

图 5-16　胸背部三角巾包扎法

7. 背部包扎法　与胸部包扎法基本相同，所不同在于三角巾的大部分放在患者的背部，而打结是在胸部。

8. 腹部包扎法　把三角巾底边横放在腹部受伤部位的上方，顶角向下。两底角向后绕到腰部打结。顶角由两腿间拉向后与左右两底角打结。此法也可用于包扎臀部，所不同的是顶角和左右底角在腹部打结。

9. 下腹部裤门重合包扎法　解开裤门，左右侧裤片重合并拉紧。平第一纽扣和扣眼各连一根小带，与对侧裤带衽襟打结。取一根小带穿过第 5 裤扣眼，绕右侧大腿上端后打结固定，再用腰带绕左侧小腿上端后固定裤管。

10. 四肢包扎法　将三角巾折叠成适当宽度的带状，环绕包扎伤口所在部位的肢体。打结部位应避开伤口（图 5-17）。

11. 肩部包扎法　用两条三角巾，将其中一条三角巾的中央部放在肩部，顶角朝向颈部，将底边折叠约两横指后横放在上臂的上部，两底角交叉、绕上臂后在上臂的外侧打结。用另一条三角巾将患侧前臂悬吊于颈部。将被盖肩部的三角巾的顶角折回，用别针固定于悬吊的前臂三角巾上（图 5-18）。

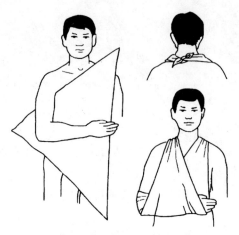

图 5-17　上肢三角巾包扎法

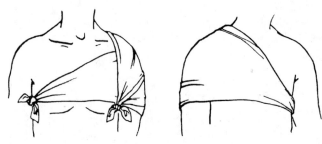

图 5-18　肩部包扎法

12. 手部包扎法　将手放在三角巾的中部，手掌或手背向上，手指对向三角巾的顶角，手的腕部横放在底边上。将顶角折回，左右底角在手掌或手背上方交叉并绕腕部一周。在手的掌面或背面打结（图 5-19）。

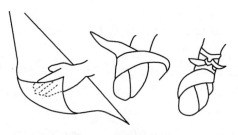

图 5-19　手部包扎法

13. 大腿根部包括法　用两条三角巾。将其中一条三角巾的底边横放于下腹部，两底角一前一后拉到对侧髂骨上缘打结。将另一条三角巾的底边中部和顶角折叠起来，以折叠缘包扎大腿根部，在大腿的内侧打结。

14. 膝部包扎法　根据伤情将三角巾折叠成适当宽度的带形，将带的中段斜放在伤部，其两端分别覆盖呈带形三角巾的上、下缘包绕肢体一周后打结。

15. 脚部包扎法　将脚平放在三角巾的中部，脚趾对向顶角，顶角折回盖住脚背，两底角在脚背交叉并绕脚跟部一周，在脚背的上方打结。

16.踝部裤袋包扎法　剪下裤袋,并将裤袋剪开使其成为四头带状。足尖套入袋内后节上、下交叉打结。

### 三、特殊的包扎方法

1.开放性颅脑损伤包扎法　颅脑外伤伴有脑组织膨出时,应该用等渗盐水浸湿了的大块无菌敷料覆盖后,再扣以无菌换药碗,以防止脑组织进一步脱出,然后再进行包扎固定,不应该随意还纳。同时将伤员侧卧位,并清除其口腔内的分泌物、黏液或血块等异物,保持呼吸道通畅(图5-20)。

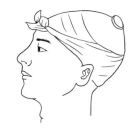

图5-20　开放性颅脑损伤包扎法

2.开放性气胸包扎法　在开放性气胸、胸部贯通伤时,应该立即用大块无菌敷料堵塞封闭伤口,帮助止血,将开放性气胸变为闭合性气胸,防止纵隔摆动和血流动力学的严重改变危及生命。所以,及时准确识别张力性气胸是十分必要的,尤其是在院前救治,来不及行胸片检查,主要依靠患者的病史和临床表现来诊断。患者有外伤史或某些慢性肺部疾患,有呼吸极度困难、发绀甚至休克等症状,气管或纵隔向健侧移位,有广泛颈部及上胸部皮下气肿,患侧胸部叩诊鼓音等,即可诊断。判定张力性气胸后,立即作胸腔穿刺或闭式引流减压,待减压和症状缓解后,再根据情况行胸片检查等以明确病变和气胸情况。在转送医院的途中,伤员应该取半卧位。另外,应该掌握一种简单易行的气胸紧急减压方法,即在胸腔穿刺针的尾部扎上一个尖端剪一小洞的橡皮指套,这样穿刺针刺入胸腔后,吸气时手指套萎陷,空气不能进入胸膜腔,呼气时,空气从指套的小洞开口处排出,从而起到减压的作用,可有效防止气胸加重。

3.腹部内脏脱出包扎法　腹部外伤有内脏脱出时,应该用等渗盐水浸湿了的大块无菌敷料覆盖后,再扣上无菌换药碗或无菌的盛物盆,以阻止肠管等内脏的进一步脱出,然后再进行包扎固定,不可立即还纳。如果脱出的肠管已破裂,则直接用肠钳将穿孔破裂处钳夹后一起包裹在敷料内。注意一定要将直接覆盖在内脏上的敷料用等渗盐水浸透,以免粘连,造成肠浆膜或其他内脏损伤,发生肠梗阻或其他远期并发症(图5-21)。

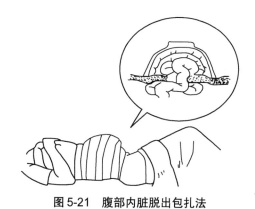

图5-21　腹部内脏脱出包扎法

4.异物插入眼球包扎法　最好用一个纸杯或其他杯状物先固定异物,然后用无菌的敷料卷围住,再用绷带包扎,禁止将异物从眼球拔出(图5-22)。

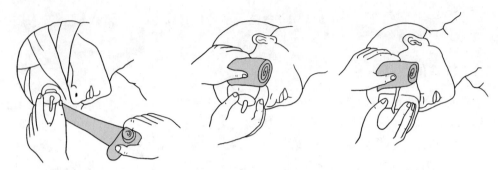

**图 5-22　异物插入眼球包扎法**

5.异物插入体内的包扎法　刺入体内的刀或其他异物，首先用大块敷料支撑异物，然后用绷带固定敷料以控制出血，不能立即拔除，以免引起大出血。在搬运途中需小心保护，并避免移动。

# 第三节　固　定

骨折的临时固定可减轻患者的疼痛，避免骨折断端刺伤神经、血管和皮肤，而且便于患者的转送。

## 一、骨折临时固定应注意的事项

伤员的全身情况，如发现呼吸和（或）心搏停止，应先进行通气和心肺复苏。

如有伤口和活动出血，应先行止血和包扎伤口，随后再固定骨折。

对开放性骨折伴骨折断端明显外露的患者，应尽可能把伤肢摆成正常位置，让骨折断端自然回缩（严禁人为地将断端送回组织内），随后再行包扎和固定。

上、下肢和脊柱骨折的患者应就地在现场予以固定，固定时不应过多地移动伤肢和躯干，以免增加患者的疼痛和神经、血管的损伤。原则上凡未经复位固定的骨折患者，不得予以转送。

为使骨折处能稳妥、牢靠地固定，应同时固定骨折部位的上方和下方两个关节。

在夹板或就便器材与皮肤之间骨性突起部位应填隔棉花、碎布或毛巾等软衬垫，从而使固定更加牢靠，并可减少皮肤损伤。

绷带绑缚松紧要适度，过松不能达到固定的目的，过紧又会影响血液循环，甚至引起肢体的坏死。为了便于检查，必须裸露被固定的肢体的手指或足趾末端，如发现苍白、青紫、冰冷和麻木等现象，说明绑缚太紧，应解开重新固定。

四肢骨折固定时，应先捆绑骨折断端的近心端，随后捆绑其远心端。若捆绑顺序颠倒，可导致断端的再度错位。

上肢固定时，应呈屈肘位；下肢固定时，肢体要牵拉伸直。

夏天防中暑，冬天应保暖。

为防止疼痛引起休克，可在医生指导下，给伤员镇静止痛剂。

## 二、骨折临时固定的材料

1. 固定用料　夹板或其代用品（如木板、竹棍、树皮等）。亦可将骨折的肢体固定在对侧健肢或躯干上。

2. 敷料　在夹板与皮肤之间需用棉花、纱布、毛巾等软物衬垫，厚度相当于军用毛巾，然后用三角巾、绷带或绳子绑缠夹板。

## 三、骨折临时固定方法

1. 大悬臂带　前臂骨折和前臂损伤时，将前臂屈曲，用三角巾悬吊于胸前，称大悬臂带。顶角对着伤臂的肘部，伤臂放在三角巾中部，三角巾的两底角按在颈后或侧方打结，将顶角折回，用别针固定（图5-23）。

2. 小悬臂带　适用于肩关节损伤及锁骨、肱骨骨折。将三角巾折叠成带状，悬吊于前臂远1/3处（不要托住肘部），称小悬臂带。也可就便使用背包进行前臂包扎和悬吊。

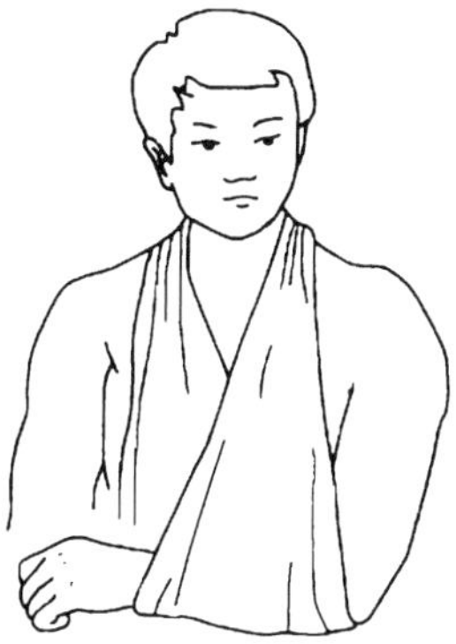

## 四、几种常用的固定方法

1. 头部骨折固定法　一般无需固定，但必须保持头部稳定，常用的方法是把头部稍垫高，并在头的两侧安放沙袋或枕头。

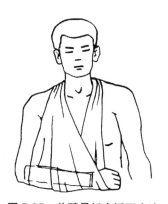

图5-23　大悬臂带

2. 肱骨骨折夹板固定法　将患侧上肢呈屈肘位，通常再用两块夹板，分别放在上臂的内侧或外侧（如只有1块夹板，应放在上臂的外侧），无论两块或一块夹板，均需用绷带缠绕固定，并用三角巾悬吊患肢（图5-24）。

3. 前臂骨折夹板固定法　将患侧呈屈肘位后，再用两块夹板固定。夹板的近心端应在肘关节的上方，远心端应过手心。两块夹板应分别放在前臂的前方（腹侧）和后方（背侧）。绷带缠绕固定后，用三角巾悬吊伤肢（图5-25）。

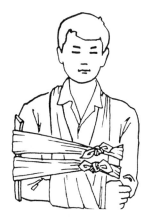

图5-24　肱骨骨折夹板固定法

图5-25　前臂骨折夹板固定法

4. 大腿骨折夹板固定法　将患腿呈伸直位后，用两块夹板，其中放在大腿外侧的夹板，近心端应达腋窝，远心端过足跟。放在大腿内侧的夹板，近心端应达大腿根部，远心端应过足跟，再用绷带或三角巾缠绕固定两夹板。

5. 小腿骨折夹板固定法　将伤侧下肢呈伸直位后，两夹板的上端均应置于膝关节的上方，下端均应过足跟。同时，两夹板应分别放在伤侧小腿的内侧和外侧，再用绷带或三角巾缠绕固定之。

6. 脊柱骨折固定法　为了避免骨折断端对神经的损伤，甚至伤及脊髓而导致截瘫和死亡，因此对脊柱骨折的患者，应在保证脊柱稳定的情况下，平稳地将患者俯伏移至硬板的担架上（严禁仰卧抬起，因这种姿势搬动易致伤员截瘫），再用绷带或三角巾固定后争取及早转送（图 5-26）。严禁随意搬动，或扶持伤员走动，或让患者躺在软担架上。颈椎骨折伤员必须加颈托（图 5-27）以防发生或加重高位截瘫。

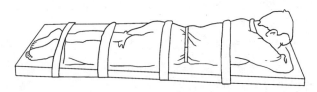

图 5-26　脊椎骨折固定法

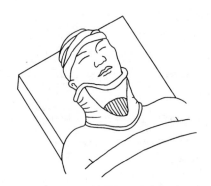

图 5-27　颈椎骨折用颈托固定

## 第四节　搬　　运

危、重伤病员经现场急救后，应迅速而安全地运到医院或急救中心，以接受更完善的诊治。由于每位伤员受伤部位、性质、病情不同，因此应明确搬运的要求，选用相应的搬运方法，以免因搬运不当给伤病员增添痛苦，甚至造成终生残疾乃至死亡。

搬运时患者的体位：对急症患者，应该以平卧为好，使其全身舒展，四肢自然伸直；根据不同的病情，作一些适当的调整；高血压脑出血患者，头部可适当垫高，减少头部的血流；昏迷者，可将其头部偏向一侧，以便呕吐物或痰液污物能顺着口角流出，减少误吸的风险；对外伤出血处于休克状态的患者，可将其头部适当放低些；至于心脏病患者出现心力衰竭、呼吸困难者可采取坐位，使呼吸更通畅。

## 一、单人徒手搬运法

单人背法和掮法(图 5-28),一般用于头部和(或)背部受伤的患者。抱法一般用于胸部和(或)腹部损伤的患者(图 5-29)。

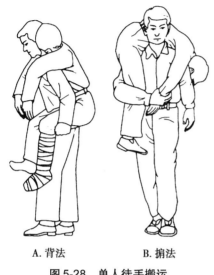

A.背法　　　　B.掮法

图 5-28　单人徒手搬运

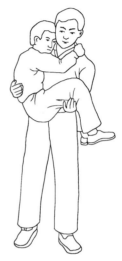

图 5-29　单人搬运抱法

## 二、双人搬运法

椅托式是甲乙两个救护者在患者两侧对立甲以右膝,乙以左膝跪地,各以一手伸入患者大腿之下而互相紧握,另一手彼此交替支持患者背部。拉车式是两个救护者,一个站在伤员的头部,两手插到腋下,将其抱在怀内,一个站在足部,跨在病员两腿中间,两人步调一致慢慢抬起,卧式前行;平抱和平抬法是两人并排将患者平抱,亦可两人一前一后、一左一右将患者平抬;坐抬式是让病伤人员双臂环抱救治人员颈部,救治人员将各自的双手互相握紧,形成小平台,让病伤人员坐在臂上(图 5-30)。

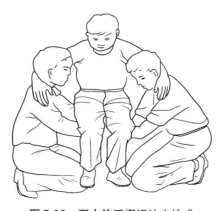

图 5-30　双人徒手搬运法坐抬式

### 三、三人或多人搬运法

可以三人并排,将患者抱起齐步一致前进(图5-31)。多人可面对面站立把患者抱起(图5-32)。

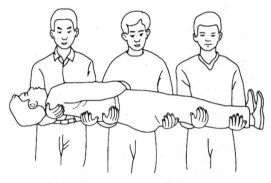

图 5-31　三人搬运法

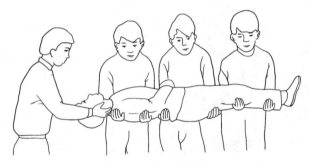

图 5-32　多人搬运法

### 四、担架搬运法

担架种类很多,常用帆布担架、绳络担架、被服担架和四轮担架。担架搬运一般由3～4人合成一组,患者头部向后,足部向前,这样后面抬担架的人可以随时观察患者病情的变化。抬担架人脚步、行动要一致,平稳前进。向高处抬时,前面的人要放低,后面的人要抬高,以使患者保持在水平状态;下台阶时相反。

### 五、搬运的注意事项

过程中,动作要轻巧、敏捷、协调一致。

受伤部位应向上,头部和肩部不得着地。

过程避免震动,不应增加伤病员痛苦。

腰椎伤患者必须三人以上同时搬运,切忌一人抱胸一人搬腿的双人搬运,否则易造成继发脊髓损伤。①颈椎骨折的搬运:颈椎损伤应由专人牵引伤员头部,颈下须垫一小软垫,使头部与身体成一水平位置,颈部两侧用沙袋固定或使用颈托,肩部略垫高,防止头部左右扭转和前屈、后伸。②胸、腰椎骨折的搬运：急救人员分别托扶伤员头、肩、臀和下肢，动作一致把伤员抬到或翻到担架上，使伤员取俯卧位，胸上部稍垫高，注意取出伤员衣袋内的硬质物品，将伤员固定在担架上。③开放性气胸搬运：首先用敷料严密地堵塞伤口，搬运时伤员应采取半卧位并斜向伤侧。④颅脑损伤搬运：保持呼吸道通畅，头部两侧应用沙袋或其他物品固定，防止摇动；⑤颌面伤搬运：伤员应采取健侧卧位或俯卧位，便于口内血液和分泌液向外流出，保持呼吸道的通畅，防止窒息。

观察伤者生命体征，维持呼吸通畅，防止窒息，注意保暖。

## 六、后送途中的急救

后送途中不能中断急救，常用的急救手段包括心肺复苏、通气、止血、补液等（详见各章节）。

# 第五节 通 气

无意识患者，舌后坠是最常见的气道堵塞的原因，会厌部肌肉松弛也可造成气道堵塞。保证伤员有通畅的气道采取如下措施：①解开衣领，迅速清除伤员口、鼻、咽喉的异物、凝血块、痰液、呕吐物等。②对下颌骨骨折而无颈椎损伤的伤员，可将颈部托起，头后仰，使气道开放。③对于有颅脑损伤而深昏迷及舌后坠的伤员，可将舌拉出并固定，或放置口咽通气管。④对喉部损伤所致呼吸不畅者，可作环甲膜穿刺或气管切开。

## 一、仰头抬颏法

如患者无明显头、颈部受伤可使用此法。患者取仰卧位，急救者位于患者一侧，将一只手小鱼际放在患者前额用力使头部后仰，另一只手指放在下颏骨性部向上抬颏，使下颏尖、耳垂连线与地面垂直（图5-33）。

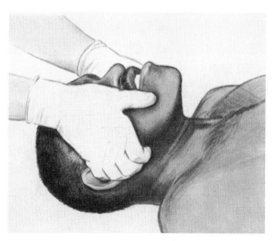

图 5-33 托颌法

## 二、托颌法

当高度怀疑患者有颈椎受伤时使用。患者平卧，急救者位于患者头侧，两手拇指置于患者口角旁，余四指托住患者下颌部位，在保证头部和颈部固定的前提下，用力将患者下颌向上抬起，使下齿高于上齿。避免搬动颈部（图5-34）。

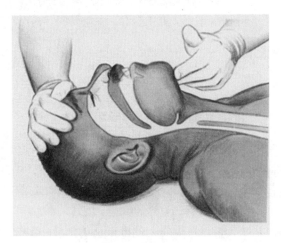

**图5-34　仰头抬颏法**

在畅通气道的过程中，如果发现口内有异物或呕吐物，应快速清除，但不应耗费过多时间。流体或半流体可用示指、中指裹以纱布擦去，固体则用示指作成钩状取出（直接抠除），注意避免被咬伤。

## 三、异物阻塞气道的去除方法

海姆立克手法主要用于异物卡喉窒息患者的急救。

1. 成人　抢救者站在患者背后，用两臂环绕患者的腰部。一手握拳，将拇指贴放在患者胸廓下和脐上的腹部。另一只手抓住握拳的手快速向后上方冲击压迫患者的上腹部，不要挤压胸部，不能双臂加压，如此反复直到异物排出。

2. 意识不清者　将患者置于仰卧位，抢救者骑跨在患者的大腿上，将一手的掌根置于脐上方，另一只手放在第一只手上，用身体的重量，快速向上冲击压迫患者的腹部，反复使用直到异物排出。

3. 自救　清醒患者自己握拳压迫上腹部。患者也可自己将上腹部对着一坚硬物边缘，如椅背、桌子边缘、扶手栏杆等，快速向上冲击压迫上腹部，反复使用直至异物排出。

## 第六节　枪弹伤处理

枪弹伤属火器伤的一种，其弹道学特点主要是：初速快，能量高，受伤时由于弹头能量急剧传递给致伤组织产生强烈前冲力和侧冲力，同时由于组织密度的缘故而产生瞬时空腔。

## 一、简介

枪弹伤有如下特点：伤情严重、损伤部位广泛；伤道复杂；污染严重。如为贯通伤，则入口小，出口大，多发伤、非贯通伤亦多见。因枪弹伤部位不同，表现也不尽相同，四肢伤软组织可呈大块缺损性损伤，损伤范围广，可见筋膜间隙分离，筋膜下出血、血肿，肌束的出血和坏死可延及整段肢体，并常见冲力所致的间接骨折，伤道内粉碎性骨折的骨片常再次加重组织损伤；腹部枪弹伤由于瞬时空腔的搏动，常造成大肠、小肠多处伤，空腔器官如胃、膀胱大面积破碎，肝、肾、脾等实质器官严重破损；颅脑伤者常由于颅骨粉碎性骨折、脑组织广泛性碎裂而死亡；胸部伤常累及肺组织和纵隔器官，严重者危及生命。

## 二、急救

包括通气、止血、包扎、固定及转运等五方面。

1. 通气术　保持呼吸道通畅及正常通气是急救的关键。现场急救时迅速清除呼吸道异物，解除舌后坠，瞬间推压下胸部或上腹部，人为造成咳嗽动作，咯出异物。对胸部伤员考虑为开放性气胸者，采用厚敷料紧密包扎伤口，转为闭合性气胸，以免加重呼吸困难。呼吸、心搏骤停者立即行人工呼吸、胸外心脏按压进行抢救（详见第五节）。

2. 止血　体表浅动脉出血可临时采用指压止血法，之后创面可用无菌或清洁的敷料压迫包扎止血，若四肢有大血管出血，可考虑用止血带止血，但要标明上止血带时间。

3. 包扎　目的是保护伤部免遭再污染，还有止血和止痛作用。四肢包扎时注意松紧度，以免影响肢体血液循环。

4. 固定　伤部固定可减轻疼痛防止骨折端移位、摩擦，避免血管、神经继发性损伤。

5. 转运　现场救护后，立即送往有条件医院进行后续治疗。

## 三、要点

询问受伤经过，检查局部和全身情况。

有效止血包扎。

保持呼吸道通畅，通气与吸氧。

开放静脉通道，根据伤情给予相应处理。

持续监测生命体征。

## 第七节　爆炸伤处理

锅炉爆炸、矿井内瓦斯爆炸、炸药爆炸或核爆炸除对人体直接造成开放损伤外，均可产生高速高压波，即冲击波，亦可对人体造成各种损伤，称为冲击伤。

## 一、简介

爆炸伤的伤情极为复杂，体表损伤较轻而内脏损伤较重，救治时尽可能了解患者在爆炸时所处的位置和体位，有无被抛掷、撞击、挤压或掩埋等情况；还要询问爆炸物的种类、数量(或当量)、爆炸方式以及爆炸事故的周围环境。爆炸伤引起的开放性损伤详见相关章节,爆炸冲击伤的特点见表5-1。

表 5-1 爆炸冲击伤的特点

| 部位 | 冲击伤的表现和检查 |
| --- | --- |
| 耳 | 早期有耳聋、耳鸣、眩晕、耳痛、头痛及鼓膜充血、水肿、内陷、穿孔,耳内有出血等 |
| 眼 | 眼挫伤、眼球内出血及异物、眼球穿孔伤 |
| 肺 | 早期有胸痛、胸闷、咳嗽、咯血、血丝痰、呼吸困难;应行肺部 X 线检查和血气分析,了解动脉血氧分压和肺分流量 |
| 心 | 原发心脏冲击伤是超压引起的损伤,继发伤中最常见的是心包腔内出血,多由抛掷、撞击等动压作用所致;应行心电图、心脏彩超等检查和心损指标化验 |
| 腹 | 有空腔脏器穿孔、实质脏器和大血管破裂出血;做腹部 X 线检查,必要时行诊断性腹腔穿刺术 |
| 脑 | 有单纯脑震荡、脑挫裂伤、颅内血肿、颅底脑血管气栓等;可行 CT 检查 |
| 脊髓 | 有完全性和不完全性损伤,检查感觉、运动和反射障碍的情况,测出脊髓损伤的平面 |
| 骨盆 | 除骨盆骨折外,要注意有无膀胱、尿道损伤 |

## 二、急救

时间就是生命,及早进行抢救,可使死亡和伤残率降至最低水平。

维持现场秩序,组织现场人员自救、互救。

保持呼吸道通畅,防止外伤性窒息。

对骨折患者,及时进行临时固定,对开放性创伤者应及时包扎、止血,并迅速转移至相对安全的场地,防止二次爆炸,避免扩大伤亡。

如有多发伤,应按先重后轻的原则,首先处理影响呼吸循环功能的损伤,如严重血气胸和胸壁开放性伤口。呼吸、循环骤停者,立即行人工呼吸、胸外心脏按压进行抢救。

不能排除腹腔脏器损伤的可能时,特别是合并有休克表现的伤者,尽快送到有条件的医疗机构进一步救治。

## 三、要点

1. 确认现场抢救环境安全

2. 现场急救

(1)呼吸心跳骤停:清除呼吸道异物,胸外按压,气管插管,人工呼吸,电除颤,快速建立静脉通道及注入抢救药物,吸氧、持续心电、血压、血氧饱和度监测等。

(2)出血及休克:包括迅速止血、建立静脉通道,补液抗休克、吸氧、持续心电、血压、血氧饱和度监测等。

(3)颅脑损伤:包括保持呼吸道通畅,吸氧、持续心电、血压、血氧饱和度监测,开放静脉通道,必要时给予降颅压、减轻脑水肿治疗。

(4)张力性气胸:包括吸氧、持续心电、血压、血氧饱和度监测,封闭创口,胸腔穿刺抽气和闭式引流等。

（5）挤压综合征：应确保呼吸道畅通，开放静脉通道，积极纠正休克，必要时呼吸机辅助呼吸，持续心电、血压、血氧饱和度监测。对受压肢体应当采取适当的限制血流措施。

（6）骨折：有效固定，对脊椎骨折的伤员，实行整体搬运。

# 第八节　肢体离断伤处理

肢体离断伤是指强大暴力使人体各部遭受广泛而严重的破坏并断离的损伤。

## 一、简介

根据断肢损伤的性质，主要分为切割性、碾压性和撕裂性三大类。切割性断肢是由锐利的刀具切割断的，其断面较整齐。碾压性断肢是由冲床冲压或火车、汽车等碾压导致离断，损伤部位的组织损伤较广泛而严重。撕裂性断肢是被滚动的轮带或离心机等将肢体撕断。断肢（指、趾）伤，症状明显，容易诊断。

## 二、急救

包括止血、包扎、保藏断肢及迅速运送等四方面。

现场急救时若断肢仍在机器中，切勿强行将肢体拉出或将机器倒转，以免增加损伤。应立即停止机器转动，设法打开机器，取出断肢。

创面可用无菌或清洁的敷料压迫包扎，若有大血管出血，可考虑用止血带止血，但要标明绑缚止血带的时间。

如果是不完全性断肢要将断处放在夹板上固定，迅速转送到有条件的医疗机构进行紧急处理。

除非断肢污染严重，一般无需冲洗，用无菌或清洁敷料包扎好，可用干燥冷藏的方法保存起来。即先放入洁净的塑料袋中，再放入加盖的容器内，外围以冰块（若一时无冰块，则可用冰冷食品代替）保存，不让断肢与冰块直接接触，以防冻伤，也不要用任何液体浸泡断肢。

## 三、要点

确定致伤因素，判断伤员有无威胁生命的征象，如心跳呼吸骤停，立即进行心肺复苏术，对休克者给予抗休克治疗。

保持呼吸道通畅。

通气与吸氧。

建立静脉通道，维持有效循环，对症处理。

伤口的处理：用无菌纱布或敷料包扎伤口，对开放性气胸或胸壁塌陷致反常呼吸者需用大块棉垫填塞创口，并给予胸壁固定。

怀疑有颈椎损伤者应给予颈托或颈部固定器加以固定，胸腰椎损伤者应用平板或铲式担架搬运，避免脊柱的任何扭曲。

四肢骨折需妥善固定，可用各种夹板或替代物品。

离断指(肢)体、耳廓、牙齿等宜用干净敷料包裹保存,有条件者可冷藏降温。

刺入性异物应固定好后搬运,过长者应设法锯断,但不能在现场拨出。

胸外伤合并张力性气胸者应紧急胸穿减压,留置简易胸腔闭式引流。

有脏器外露者不要回纳,可用湿无菌纱布包裹并固定在局部。

严重多发伤应首先处理危及生命的损伤。

# 附录　急危重症常用评分

## 一、改良早期预警评分（modifed early warning score，MEWS）

| 项目 | 实测值 | 评分 | | | | | | |
|------|--------|------|------|------|------|------|------|------|
| | | 3 | 2 | 1 | 0 | 1 | 2 | 3 |
| 心率 / 次·min$^{-1}$ | | | <40 | 40～50 | 51～100 | 101～110 | 111～130 | >130 |
| 收缩压 / mmHg | | <70 | 70～80 | 81～100 | 101～199 | | ≥200 | |
| 呼吸 / 次·min$^{-1}$ | | | <9 | | 9～14 | 15～20 | 21～29 | ≥30 |
| 体温 /℃ | | | <35 | | 35～38.4 | | ≥38.5 | |
| 意识 | | | | | 清楚 | 对声音有反应 | 对疼痛有反应 | 无反应 |

注：早期预警潜在危重患者，降低人为因素对潜在危重病情的误判率。MEWS 评分 5 分是鉴别病情严重程度的最佳临界点，当患者 MEWS>5 分时病情恶化的可能性较大，当患者 MEWS>9 分时，死亡的危险性明显增加，患者外出时必须有医生和责护陪同，并备齐急救用物。

## 二、全身性感染相关性器官功能衰竭评分（sepsis related organ failure assessment，SOFA）

| 器官 / 系统 | 变量 | 0分 | 1分 | 2分 | 3分 | 4分 |
|------------|------|-----|-----|-----|-----|-----|
| 呼吸系统 | $PaO_2/FiO_2$/mmHg | ≥400 | <400 | <300 | <200 且呼吸机支持 | <100 且呼吸机支持 |
| 血液系统 | 血小板 /10$^9$/L | ≥150 | <150 | <100 | <50 | <20 |
| 肝脏 | 胆红素 /mg·dl$^{-1}$ | <1.2 | 1.2～1.9 | 2.0～5.9 | 6.0～11.9 | >12.0 |
| 心血管系统 | 平均动脉压 /mmHg | ≥70 | <70 | | | |
| | 多巴胺 /μg·(kg·min)$^{-1}$ | | | ≤5 | >5 | >15 |

续表

| 器官/系统 | 变量 | 0分 | 1分 | 2分 | 3分 | 4分 |
|---|---|---|---|---|---|---|
| 心血管系统 | 多巴酚丁胺/$\mu g\cdot(kg\cdot min)^{-1}$ | | | 任何剂量 | | |
| | 肾上腺素/$\mu g\cdot(kg\cdot min)^{-1}$ | | | | ≤0.1 | >0.1 |
| | 去甲肾上腺素/$\mu g\cdot(kg\cdot min)^{-1}$ | | | | ≤0.1 | >0.1 |
| 中枢神经系统 | 格拉斯哥昏迷量表评分（Glasgow coma scale score, GCS） | 15 | 13~14 | 10~12 | 6~9 | <6 |
| 肾脏 | 肌酐/$mg\cdot dl^{-1}$ | <1.2 | 1.2~1.9 | 2.0~3.4 | 3.5~4.9 | ≥5.0 |
| | 尿量/$ml\cdot d^{-1}$ | ≥500 | | | <500 | <200 |

注：6个器官，0~4分每日记录最差值，趋向于使用最高评分和评分差值评价病情。

## 三、创伤评分

### （一）创伤指数（TI评分）

| 项目 | 评分 | | | |
|---|---|---|---|---|
| | 1 | 3 | 5 | 6 |
| 部位 | 皮肤 | 腰背部肢体 | 胸部、骨盆 | 头、颈、腹部 |
| 伤型 | 裂伤 | 挫伤 | 刺伤、撕脱伤 | 弹片伤、爆炸伤、骨折脱位、瘫痪、血腹 |
| 血压 | 外出血 | 70~100mmHg | 50~70mmHg | <50mmHg |
| 脉搏 | 正常 | 100~140次/min | >140次/min | 无脉或<55次/min |
| 呼吸 | 胸痛 | 呼吸困难、费力、浅快或>36次/min | 发绀、血气胸或反常呼吸 | 窒息或呼吸停止 |
| 神志 | 嗜睡 | 木僵或淡漠、答不切题 | 浅昏迷、逆行健忘 | 深昏迷、再昏迷 |

意义：TI总分越高伤情越重，总分≤9分轻损伤，可门诊治疗；总分10~16分中度伤；总分≥17分重度伤，应住院治疗；总分≥21分死亡率剧增；总分≥29分，80%一周内死亡。

### （二）创伤严重程度评分（TS评分）

| 呼吸频率/次·$min^{-1}$ | | 呼吸幅度 | | 收缩压/mmHg | | 毛细血管充盈度 | | GCS总分 | |
|---|---|---|---|---|---|---|---|---|---|
| 等级 | 评分 | 等级 | 评分 | 等级 | 评分 | 等级 | 评分 | 等级 | 评分 |
| 10~24 | 4 | 正常 | 1 | >90 | 4 | 正常 | 2 | 14~15 | 5 |
| 25~35 | 3 | 浅或困难 | 0 | 70~90 | 3 | 迟缓 | 1 | 11~13 | 4 |
| >35 | 2 | | | 50~69 | 2 | 无 | 0 | 8~10 | 3 |
| <10 | 1 | | | <50 | 1 | | | 5~7 | 2 |
| 0 | 0 | | | 0 | 0 | | | 3~4 | 1 |

意义：总分越小，伤情越重，总分14~16分生存率96%；总分4~13分抢救效果显著；总分1~3分死亡率>96%。一般以TS<12分作为重伤的标准。

## （三）修正创伤评分（revised trauma score, RTS）

| 呼吸频率 / 次·min⁻¹ | 收缩压 /mmHg | GCS 分值 | 分值 |
|---|---|---|---|
| 10～29 | >90 | 13～15 | 4 |
| >29 | 76～89 | 9～12 | 3 |
| 6～9 | 50～75 | 6～8 | 2 |
| 1～5 | <50 | 4～5 | 1 |
| 0 | 0 | 3 | 0 |

注：用于指导院前伤员分类：总分 >11 分，轻伤；总分 <11 分，重伤。

## （四）格拉斯哥昏迷评分（Glasgow coma scale score, GCS）

| 睁眼反应 | 得分 | 言语反应 | 得分 | 运动反应 | 得分 |
|---|---|---|---|---|---|
| 正常睁眼 | 4 | 回答正确 | 5 | 按吩咐动作 | 6 |
| 呼唤睁眼 | 3 | 回答错误 | 4 | 对疼痛刺激能定位 | 5 |
| 刺痛睁眼 | 2 | 言语错乱 | 3 | 对刺痛有躲避反应 | 4 |
| 无睁眼 | 1 | 含糊不清 | 2 | 刺痛时肢体屈曲（去皮层状态） | 3 |
| | | 无反应 | 1 | 刺痛时肢体过伸（去脑状态） | 2 |
| | | | | 无反应 | 1 |

注：将三类得分相加，即得到 GCS 评分（最低 3 分，最高 15 分）；

轻型：总分为 13～15 分，中型：总分为 9～12 分，重型：总分为 3～8 分。

## （五）急性生理与慢性健康评分（acute physiology and chronic health evaluation, APACHE-Ⅱ）

A：急性生理评分

| 生理参数 | 4 | 3 | 2 | 1 | 0 | 1 | 2 | 3 | 4 |
|---|---|---|---|---|---|---|---|---|---|
| 腋温 /℃ | >41 | 39～40.9 | — | 38.5～38.9 | 36～38.4 | 34～35.9 | 32～33.9 | 30～31.9 | <29.9 |
| 平均动脉压 /mmHg | >160 | 130～159 | 110～129 | — | 70～109 | — | 50～69 | — | <49 |
| 心室率 / 次·min⁻¹ | >180 | 140～179 | 110～139 | — | 70～109 | — | 55～69 | 40～54 | <39 |

续表

A：急性生理评分

| 生理参数 | 4 | 3 | 2 | 1 | 0 | 1 | 2 | 3 | 4 |
|---|---|---|---|---|---|---|---|---|---|
| 呼吸频率/次·min$^{-1}$ | >50 | 35～49 | — | 25～34 | 12～24 | 10～11 | 6～9 | — | <5 |
| FiO$_2$≥0.5 时 A-aDO$_2$ | >500 | 350～499 | 200～349 | — | <200 | — | — | — | — |
| FiO$_2$<0.5 时 PaO$_2$/mmHg | — | — | — | — | >70 | 61～70 | — | 55～60 | <55 |
| pH | >7.7 | 7.6～7.69 | — | 7.5～7.59 | 7.33～7.49 | — | 7.25～7.32 | 7.15～7.24 | <7.15 |
| Na$^+$/mmol/L$^{-1}$ | >180 | 160～179 | 155～159 | 150～154 | 130～149 | — | 120～129 | 111～119 | <110 |
| K$^+$/mmol/L$^{-1}$ | >7 | 6～6.9 | — | 5.5～5.9 | 3.5～5.4 | 3～3.4 | 2.5～2.9 | — | <2.5 |
| Cr/ARF 时 ×2 | >305 | 172～304 | 128～171 | — | 53～127 | — | 52 | — | — |
| Hct/% | >60 | — | 50～59.9 | 46～49.9 | 30～45.9 | — | 20～29.9 | — | <20 |
| WBC/×10$^9$/L | >40 | — | 20～39.9 | 15～19.9 | 3～14.9 | — | 1～2.9 | — | <1 |
| Glasgow 评分 | 15－（①＋②＋③） | | | | | | | | |

| Glascow 昏迷评分 | 6 | 5 | 4 | 3 | 2 | 1 |
|---|---|---|---|---|---|---|
| ①运动反应 | 遵嘱动作 | 刺痛能定位 | 刺痛能躲避 | 刺痛时肢体屈曲（去皮质） | 刺痛时肢体过伸 | 不能运动（去脑强直） |
| ②语言反应 | — | 回答准确 | 回答错误 | 能说出单个词 | 只能发音 | 不能言语 |
| ③睁眼反应 | — | — | 自主睁眼 | 呼唤睁眼 | 刺痛睁眼 | 不能睁眼 |

| B：年龄评分/岁 | 0 | 2 | 3 | 5 | 6 |
|---|---|---|---|---|---|
| | <44 | 45～54 | 55～64 | 65～74 | >75 |

| C：慢性健康评分 | 0 | | 2 | | 5 |
|---|---|---|---|---|---|
| | 无器官损害 | | 择期手术治疗 | | 急诊手术或非手术治疗 |

注：APACHE-Ⅱ由 A 项、B 项及 C 项三部分组成。

A 项：急性生理学，评分共 12 项；

B 项：年龄评分，从 44 岁以下到 75 岁以上共分为 5 个阶段，分别评为 0～6 分；

C 项：慢性健康评分，凡有所列器官或系统功能严重障碍或衰竭的慢性疾病，行急诊手术或非手术治疗者加 5 分，择期手术治疗者加 2 分。

## 四、急性心肌梗死 Killip 分级

| Ⅰ级 | 急性心肌梗塞患者无心力衰竭 |
|---|---|
| Ⅱ级 | 有轻度至中度的心力衰竭,肺啰音听取范围小于两肺野之 50%,出现第 3 心音,静脉压升高 |
| Ⅲ级 | 有重度心力衰竭、肺水肿,肺啰音听取范围大于两肺野 50% |
| Ⅳ级 | 心源性休克的患者 |

# 参 考 文 献

[1] 陈孝平, 汪建平, 赵继宗. 外科学[M]. 第 9 版. 北京：人民卫生出版社, 2018.

[2] 葛均波, 徐永健, 王辰. 内科学[M]. 第 9 版. 北京：人民卫生出版社, 2018.

[3] 贾建平, 陈生弟. 神经病学[M]. 第 8 版. 北京：人民卫生出版社, 2018.

[4] 李兰娟, 任红. 传染病学[M]. 第 9 版. 北京：人民卫生出版社, 2018.

[5] 张文武. 急诊内科学[M]. 第 4 版. 北京：人民卫生出版社, 2017.

[6] 万学红, 卢雪峰. 诊断学[M]. 第 9 版. 北京：人民卫生出版社, 2018.

[7] 黄晓军, 吴德沛. 内科学·血液内科分册[M]. 北京：人民卫生出版社, 2015.

[8] 尹文, 黄杨. 急诊与战伤医学[M]. 北京：人民卫生出版社, 2017.

[9] 尹文, 黄杨. 战伤医学[M]. 西安：第四军医大学出版社, 2017.

[10] 黄子通, 于学忠. 急诊医学[M]. 第 2 版. 北京：人民卫生出版社, 2014.

[11] 沈洪, 刘中民. 急诊与灾难医学[M]. 第 3 版. 北京：人民卫生出版社, 2018.

[12] 于学忠, 王仲, 马遂. 急诊科诊疗常规[M]. 北京：人民卫生出版社, 2013.

[13] 林果为, 王吉耀, 葛均波. 实用内科学[M]. 第 15 版. 北京：人民卫生出版社, 2017.

[14] 中华医学会, 中华医学会杂志社, 中华医学会全科医学分会, 等. 支气管哮喘基层诊疗指南（2018 年）[J]. 中华全科医师杂志, 2018, 17（10）：749-750.

[15] 中国医师协会急诊医师分会. 急性上消化道出血急诊诊治流程专家共识[J]. 中国急救医学, 2015, 35（10）：865-873.

[16] American Diabetes Association. Standards of Medical Care in Diabetes-2018[J]. Diabetes Care, 2018, 41（Suppl 1）：S1-S153.

[17] 司一鸣, 应令雯, 周健. 2018 年 ADA 糖尿病医学诊疗标准解读[J]. 中国医学前沿杂志（电子版）. 2018, 10（01）：24-31.

[18] Ross. 2016 American Thyroid Association Guidelines for Diagnosis and Management of Hyperthyroidism and Other Causes of Thyrotoxicosis[J]. Thyroid, 2016, 27（11）：1462-1462.

[19] 中华医学会. 临床诊疗指南·神经病学分册[M]. 北京：人民卫生出版社, 2019.

[20] 中华医学会神经病学分会, 中华医学会神经病学分会脑血管病学组. 中国无症状脑梗死诊治共识[J]. 2018, 51（9）：692-698.

[21] 中华医学会心电生理和起搏分会, 中国医师协会心律学专业委员会. 心房颤动：目前的认识和治疗的建议 -2018[J]. 中国心脏起搏与心电生理杂志, 2018, 32（4）：315-365.

[22] 周明, 何小军, 郭伟, 等. 2017 年美国心脏协会关于成人基本生命支持和心肺复苏质量的重点更新——美国心脏协会心肺复苏和心血管急救指南更新[J]. 中华急诊医学杂志, 2017, 26（12）：1371-1373.

[23] 日本放射学会, 日本肝胆胰腺外科学会, 日本初级保健协会. The Practice Guidelines for Primary Care of Acute Abdomen 2015[J]. Jpn J Radiol, 2015 Dec 18.

[24] 中华医学会心血管病学分会心力衰竭学组,中国医师协会心力衰竭专业委员会,中华心血管病杂志编辑委员会.中国心力衰竭诊断和治疗指南2018[J].中华心血管病杂志,2018,46(10):760-789.

[25] 中华医学会肝病学分会.肝硬化肝性脑病诊疗指南[J].中华内科杂志,2018,(10):705-718.

[26] 中国中西医结合学会急救医学专业委员会.中国急性缺血性脑卒中中西医急诊诊治专家共识[J].中华危重病急救医学,2018,30(3):193-197.

[27] 国家卫生健康委员会急诊医学质控中心,中国医师协会急诊医师分会,世界中医药学会联合会急症专业委员会.中国急性缺血性脑卒中急诊诊治专家共识[J].中国急救医学,2018,38(4):281-287.

[28] J.Claude Hemphill Ⅲ,Steven M.Greenberg,Craig S.Anderson,等.自发性脑出血管理指南:美国心脏协会/美国卒中协会针对医疗专业人员的指南[J].国际脑血管病杂志,2015,(10):721-739.

[29] 中国医师协会急诊医师分会,中国高血压联盟,北京高血压防治协会.中国急诊高血压诊疗专家共识(2017修订版)[J].中国急救医学,2018,38(1):1-13.

[30] 中华医学会心血管病学分会,中华心血管病杂志编辑委员会.急性ST段抬高型心肌梗死诊断和治疗指南(2019)[J].中华心血管病杂志,2019,47(10):766-783.

[31] 李艳芳.2015年欧洲心脏病学会科学年会(ESC)临床热点[J].中华老年心脑血管病杂志,2015,17(11):1166.

[32] Lip GYH,Banerjee A,Boriani G,et al. Antithrombotic Therapy for Atrial Fibrillation: CHEST Guideline and Expert Panel Report[J].Chest,2018,154(5):1121-1201.

[33] 中国医师协会急诊医师分会.急性百草枯中毒诊治专家共识(2013)[J].中国急救医学,2013,33(6):484-489.

[34] 中国心胸血管麻醉学会急救与复苏分会,中国心胸血管麻醉学会心肺复苏全国委员会,中国医院协会急救中心(站)管理分会,等.淹溺急救专家共识[J].中华急诊医学杂志,2016,25(12):1230-1236.

[35] 张剑锋,赖荣德,梁子敬,等.2018年中国蛇伤救治专家共识[J].中华急诊医学杂志,2018,27(12):1315-1322.